W0357885

Anne Dufour est journaliste santé et auteur de nombreux livres à succès dont *Le régime IG brûle-graisses* ou encore *Ma bible de la santé nature*.

Catherine Dupin a écrit et coécrit de nombreux livres pratiques dont *Mes petites recettes magiques aux huiles essentielles*.

Elles ont écrit ensemble aux éditions Quotidien Malin :

La détox, c'est malin, 2014.
Mes petites recettes magiques au pommes, 2013.
Tapas inratables, 2013.
Barbecues inratables, 2013.
Mes petites recettes magiques détox, 2011.
Le grand livre de l'équilibre acido-basique, 2011.

Préface de **Danièle Festy**, pharmacienne.

Retrouvez nos prochaines parutions, les ouvrages du catalogue et les événements à ne pas rater sur notre site Internet. Vous pourrez également lire des extraits de tous nos livres, recevoir notre lettre d'information et acheter directement les ouvrages qui vous intéressent, en papier et en numérique !

À bientôt sur www.editionsleduc.com

Découvrez également toujours plus d'astuces et de bons conseils malins sur **www.quotidienmalin.com** et **www.facebook.com/QuotidienMalin.**

Maquette : Sébastienne Ocampo
Illustrations : Fotolia

une marque des éditions Leduc.s
17, rue du Regard
75006 Paris – France
E-mail : info@editionsleduc.com
ISBN : 978-2-84899-684-4

ANNE DUFOUR CATHERINE DUPIN

ARRÊTER DE FUMER C'EST MALIN

Un supplément inédit offert ! RDV à la p. 208

QUOTIDIEN MALIN
ÉDITIONS

Sommaire

Préface de Danièle Festy, pharmacienne

Vous avez décidé d'arrêter le tabac ? Mille fois bravo ! Avec ce guide dans la poche, c'est déjà presque gagné. Ou alors, vous avez « décidé de décider » d'arrêter le tabac ? Vous êtes prêt, mais il vous manque un tuteur, qui vous épaule et vous encourage… Bravo ! Ce livre va vous aider.

Jour par jour, heure par heure, ce guide vous motive, vous accompagne, vous dit précisément comment faire pour chasser le mal de votre corps et de vos pensées. Que faut-il promouvoir ? Que faut-il éviter ? Il vous donne des réponses tout en vous laissant le choix des armes. Homéopathie, huiles essentielles, compléments nutritionnels, médicaments, cigarette électronique… En faisant le point sur tous les dispositifs du marché, il vous montre les pièges de certains produits de substitution et vous rappelle les pouvoirs sensoriels totalement naturels dont disposent les plantes pour éviter de remplacer votre vilaine habitude par une autre assuétude.

Je ne puis que vous conseiller de suivre les préconisations bienveillantes de nos auteures-santé, qui vous prennent par la main pour vous débarrasser de cette sale assuétude (qui ne pourrit pas que votre vie…) sans prendre de poids.

Préparez-vous à redevenir un homme ou une femme libre !

Bonne lecture, bon voyage…

Introduction

Pourquoi je m'arrête ? Les 10 raisons qui vont changer ma vie

❶ **100 euros mensuels sauvés** (puisque je fume 10 cigarettes par jour) ! À moi les concerts et les petits cadeaux ! Mais, mais ?… sur 5 ans, cela fait environ 6 000 euros !

❷ **Ça n'est plus possible d'acheter des aliments bio** d'une main et de m'empoisonner de l'autre : sors de ce corps, Mr Hyde !

❸ **Je vais pouvoir chercher l'amour parmi les « Nons »**, ces antifumeurs qui refusent d'embrasser des cendriers sur pattes.

❹ **Je vais décrocher le titre** de « Meilleure Tata de la Galaxie ! » Meilleur Tonton, Meilleure Mamy… Les enfants sont toujours contents de nous voir en super-héros, je vais leur montrer « qu'on peut quand on veut » !

❺ **Pendant que les collègues sortiront** dans le bruit de la rue (la pluie, la neige, le froid, le vent, la canicule, la pollution…) pour prendre leur dose de nicotine, je m'accorderai une pause : un tour sur YouTube pour faire le point sur les derniers petits chats trop mignons ou les résultats sportifs… ; une tisane toute douce, un jus de gingembre (voir notre programme p. 121)…

❻ **Liberté, liberté chérie !** Plus besoin de s'occuper de l'intendance du tabac, tout ce qu'il faut mettre en place quand on est fumeur. Vérifier le stock, prévoir plus en cas de déplacement ; se renseigner sur place sur le débit de tabac le plus proche ; toujours être équipé d'un cendrier de poche + un désodorisant et de quelques bonbons à la menthe ; penser à aérer…

❼ **On ne me dira plus « tu prends bientôt des vacances ? »** alors que je reviens d'un mois de séjour dans le Sud, à lézarder.

➑ **« Oui, j'ai arrêté il y a... »** Je la dirai, la redirai et m'en délecterai, de cette phrase. C'est toujours agréable de se libérer d'une mauvaise habitude (c'est ainsi que vous direz, vous aussi, quand vous aurez arrêté : « Une mauvaise habitude, ni plus ni moins. »).

➒ **Je vais me concocter un sourire éclatant.** Un beau détartrage et, de façon magique, j'aurai envie de sourire plus franchement.

➓ **Fini les stalactites de nicotine** pendues aux moulures du plafond ! Quand on arrête de fumer, c'est tout un voile gris poisseux qui s'efface de notre quotidien. Notre corps s'en débarrasse un peu plus chaque jour ; notre environnement aussi. Tout semble s'assainir, imperceptiblement. Quel bonheur de ne plus habiter dans un cendrier !

CHAPITRE I

Où en êtes-vous avec la cigarette ?

3 tests malins pour faire le point

Évaluons rapidement votre situation par rapport à la cigarette. Trois petits tests pour cerner grosso modo si oui ou non vous êtes dépendant à la nicotine (auquel cas des patchs ou autres substituts nicotiniques peuvent vous aider), si oui ou non vous êtes vraiment motivé pour arrêter de fumer (si tel n'est pas le cas, reposez ce livre et revenez nous voir plus tard !), et si oui ou non vous avez des chances d'y arriver (cette fois-ci). Ces tests ne sont pas du tout destinés à vous juger

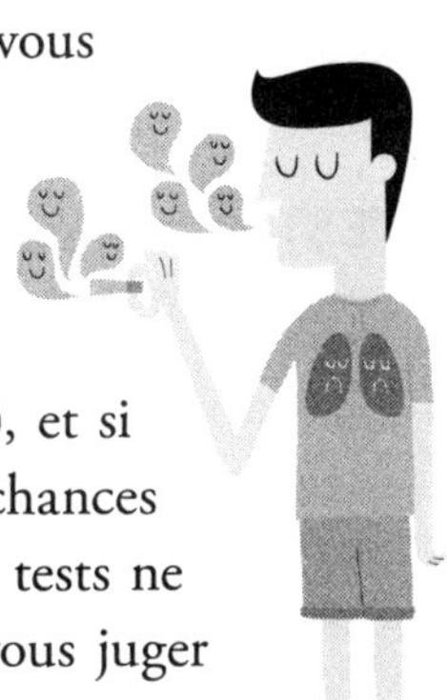

ou vous culpabiliser, c'est exactement l'inverse. Ils sont là pour que vous preniez conscience de votre état si tel n'est pas encore le cas. Alors vous pourrez choisir la meilleure façon pour vous sortir du tabac. Car arrêter de fumer requiert le plus souvent une véritable stratégie, un système, avec vos aides, vos armes, vos sécurités, votre planning, vos habitudes à prendre (et à perdre), etc.

Il est inutile de piocher dans ce livre 3 conseils au hasard (ceux que vous préférez, comme « Mâchez du chewing-gum » et « Relaxez-vous ») dans l'espoir qu'ils agiront comme par magie. C'est illusoire. En revanche, si vous savez précisément où vous en êtes, vous pouvez faire exactement ce qu'il faut pour stopper la cigarette.

Commencez par répondre honnêtement à chacune des questions des 3 tests suivants. Nous ferons le point ensemble à la fin.

1 TEST 1 : évaluez votre dépendance avec le test de Fagerström

Avant d'attaquer l'ennemi de front, mieux vaut savoir à quel point il a de l'emprise sur vous.

Répondez aux questions suivantes :

Q1 : Combien de cigarettes fumez-vous par jour ?

- ☒ Moins de 10 (0 point)
- ❒ Entre 11 et 20 (1 point)
- ❒ De 21 à 30 (2 points)
- ❒ Plus de 30 (3 points)

Q2 : Fumez-vous plus fréquemment dans les heures qui suivent votre lever voire votre réveil que dans le reste de la journée ?

- ❒ Oui (1 point)
- ☒ Non (0 point)

Q3 : À quel moment après le réveil fumez-vous votre première cigarette ?

- ☒ Plus de 60 minutes après (0 point)
- ❒ Plus de 30 minutes après (1 point)
- ❒ Entre 6 et 30 minutes après (2 points)
- ❒ Moins de 5 minutes après (3 points)

Q4 : Quelle cigarette avez-vous le plus de mal à abandonner ?

- ❒ La première (1 point)
- ☒ Une autre (0 point)

Q5 : Trouvez-vous difficile de ne pas fumer dans les endroits où c'est interdit ?

- ❒ Oui (1 point)
- ☒ Non (0 point)

Q6 : Fumez-vous même si une maladie vous oblige à rester au lit ?

❒ Oui (1 point)

❒ Non (2 points)

Bilan

- *De 0 à 3 points :* vous n'êtes pas dépendant à la nicotine. Vous fumez probablement moins de 5 cigarettes par jour. Vous pouvez facilement arrêter de fumer sans substituts nicotiniques. Rendez-vous directement p. 121 (« Cette semaine, j'arrête de fumer »).
- *De 4 à 6 points :* vous êtes moyennement dépendant. Vous pouvez arrêter de fumer sans substituts nicotiniques. Allez directement p. 121 (« Cette semaine, j'arrête de fumer »).
- *De 7 à 10 points :* vous êtes probablement dépendant à la nicotine. Un substitut nicotinique pourrait peut-être vous aider à arrêter plus facilement. Mais rien n'est moins sûr car si certaines études concluent à l'efficacité de ce type de produits, d'autres travaux, tout aussi sérieux et plus récents (dont votre médecin n'a pas forcément entendu parler puisque ce n'est pas le genre d'informations que véhiculent les laboratoires de patchs et autres produits de substitution à la nicotine !), concluent au

contraire à leur inefficacité ; et en plus ils ont des effets secondaires. Quoi qu'il en soit, pas d'excuse : il existe bien d'autres façons de contourner le problème : certaines plantes aident à se désaccoutumer de la nicotine en douceur (voir p. 80), vous pouvez aussi appliquer notre conseil « De moins en moins » p. 51 ou, même, en cas de faible dépendance, supporter en « serrant les dents » (tout étant relatif) les « symptômes de manque » qui ne durent pas plus de quelques jours. À vous de voir. Dans tous les cas, tous les conseils malins de ce livre vous concernent, car la nicotine n'est qu'un aspect du problème.

TEST 2 : évaluez votre motivation avec le test de Lagrue et Légeron

Maintenant évaluons le nerf de la guerre : la motivation. Sans elle, rien de possible. Vous croyez que vous êtes motivé, mais à quel point est-ce vrai ?

Q1 : Pensez-vous que dans six mois :

- ❐ Vous fumerez toujours autant (0 point)
- ❐ Vous aurez diminué beaucoup votre consommation de cigarettes (2 points)
- ❐ Vous aurez arrêté de fumer (4 points)

Q2 : Avez-vous actuellement envie d'arrêter de fumer ?

- ❒ Pas du tout (0 point)
- ❒ Un peu (1 point)
- ❒ Beaucoup (2 points)
- ❒ Énormément (4 points)

Q3 : Pensez-vous que dans quatre semaines :

- ❒ Vous fumerez toujours autant (0 point)
- ❒ Vous aurez beaucoup diminué votre consommation de cigarettes (2 points)
- ❒ Vous aurez arrêté de fumer (4 points)

Q4 : Vous arrive-t-il de ne pas être content(e) de fumer ?

- ❒ Jamais (0 point)
- ❒ Quelquefois (1 point)
- ❒ Souvent (2 points)
- ❒ Toujours (3 points)

Bilan

- *Moins de 6 points :* vous n'êtes pas motivé. Honnêtement, n'essayez pas d'arrêter de fumer, ça ne mènera à rien. Reposez ce livre et allez vous en griller une.
- *6 à 12 points :* vous êtes vaguement motivé mais probablement pas suffisamment pour arrêter de fumer. Là, la tentation est grande de faire

n'importe quoi, c'est-à-dire de commencer un traitement à base de substituts nicotiniques. C'est peine perdue : les patchs ne procurent pas de motivation, ils soutiennent juste la vôtre. Revenez nous voir d'ici quelque temps, quand vous aurez mûri votre projet !

- *Plus de 12 points :* vous êtes vraiment motivé, ça fait plaisir. Quel que soit votre niveau de dépendance à la nicotine, la quantité de cigarettes que vous fumez et le nombre d'années depuis lesquelles vous êtes fumeur, vous êtes bien placé dans la course à l'arrêt du tabac.
- *Autour de 20 points :* vous êtes ultra-motivé, d'ici ce soir vous aurez déjà divisé par 2 (ou totalement arrêté) sans trop de dommage, et vous allez faire ce qu'il faut pour maîtriser la cigarette à long terme. Bravo !

TEST 3 : évaluez vos chances de réussite avec le test de Demaria et Grimaldi

Maintenant, place à la vraie vie et à la réalité. Clamer haut et fort que vous voulez arrêter de fumer, d'accord, mais quand il est question d'agir…

Q1 : Je veux arrêter de fumer suite à un avis médical.

❐ Oui (1 point) ❐ Non

Q2 : Je veux arrêter de fumer à la demande de ma famille.

❐ Oui (1 point) ❐ Non

Q3 : J'ai déjà arrêté de fumer pendant plus d'une semaine.

❐ Oui (1 point) ❐ Non

Q4 : Actuellement, mon activité professionnelle est sans problème.

❐ Oui (1 point) ❐ Non

Q5 : Actuellement, tout va bien sur le plan familial.

❐ Oui (1 point) ❐ Non

Q6 : Je veux me libérer de cet esclavage.

❐ Oui (2 points) ❐ Non

Q7 : Je fais du sport ou j'ai l'intention d'en faire.

❐ Oui (1 point) ❐ Non

Q8 : Je veux être en meilleure forme physique.

❐ Oui (1 point) ❐ Non

Q9 : Je veux préserver mon aspect physique.

❐ Oui (1 point) ❐ Non

Q10 : Je suis enceinte ou ma conjointe est enceinte.

❐ Oui (1 point) ❐ Non

Q11 : J'ai des enfants en bas âge.

❐ Oui (2 points) ❐ Non

Q12 : J'ai bon moral actuellement.

❐ Oui (2 points) ❐ Non

Q13 : J'ai l'habitude de réussir ce que j'entreprends.

❐ Oui (1 point) ❐ Non

Q14 : Je suis plutôt d'un tempérament calme, détendu.

❐ Oui (1 point) ❐ Non

Q15 : Mon poids est habituellement stable.

❐ Oui (1 point) ❐ Non

Q16 : Je veux accéder à une meilleure qualité de vie.

❐ Oui (2 points) ❐ Non

18

Bilan

Voyons voir…

- *Plus de 16 points :* vous avez toutes les chances de réussir à arrêter de fumer. Vraiment, vous êtes à fond !
- *12 à 15 points :* vous avez de grandes chances de réussir à arrêter de fumer. D'ici 1 mois, maximum, on n'en parle plus.
- *6 à 11 points :* vous avez vos chances de réussir, mais ça ne va pas être facile facile. Multipliez nos conseils malins pour mettre le maximum d'armes de votre côté, et tout ira bien.
- *0 à 5 points :* c'est pas gagné. Vous êtes en mode « loose » et, au fond, vous n'êtes peut-être pas si motivé que cela, si on y réfléchit bien. Peut-être n'est-ce juste pas la bonne semaine. Laissez reposer encore quelque temps avant d'attaquer votre sevrage tabagique, vous augmenterez vos chances de réussite.

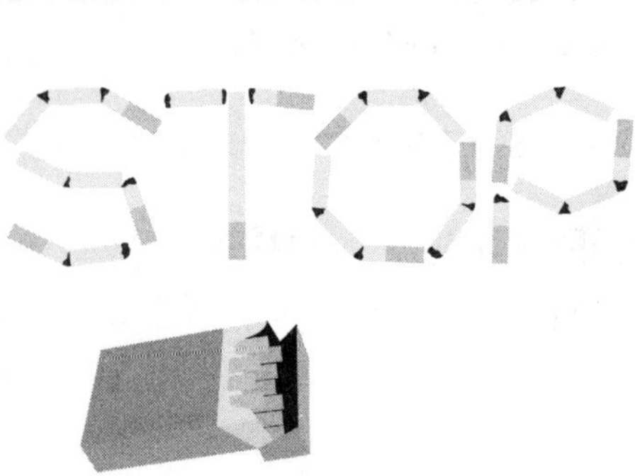

CHAPITRE 2

Se motiver

Regardons de plus près ce qui vous motive et les gestes malins qui peuvent vous doper pour en finir avec l'ennemi. Un rappel sur ce qu'il y a dedans, pour bien comprendre pourquoi :

- vous avez besoin de plusieurs aides différentes,
- vous vous auto-intoxiquez joyeusement tandis qu'en même temps vous cherchez à manger bio, à vous détoxifier, etc.

Petits rappels entre nous...

- La France compte 15 millions de fumeurs, soit ⅓ de sa population de 12 à 75 ans.

- 9 % des 12 à 14 ans fument (en moyenne 10 cigarettes/jour).
- 41 % des 15 à 19 ans fument.
- 48 % des 20 à 25 ans fument.
- 50 % des jeunes (et jeunes adultes) de 18 à 34 ans fument.
- ⅓ des jeunes de moins de 26 ans sont dépendants, et 50 % des adultes de 26 à 75 ans.
- Le tabac tue 60 000 personnes par an en France, dont 57 000 hommes. En 2025, ce chiffre devrait monter à 160 000 personnes car les jeunes fument davantage aujourd'hui. Ils seront donc plus nombreux à en mourir demain.
- Il frappe surtout entre 45 et 64 ans, c'est-à-dire après plusieurs décennies de tabagisme derrière soi.
- Le tabac provoque environ 30 % des cancers.

Vous le savez, fumer est mortel, votre paquet vous le répète avec une espèce de sourire complice à chaque fois que vous en « prenez une ». Mais fini de rire avec cette petite liste loin d'être exhaustive.

Par rapport à un non-fumeur, fumer c'est :

- 1 cigarette = 11 minutes de vie en moins.
- 104 % de risque en plus de développer une maladie chronique.

- 100 % de risque de dépression en plus.
- 40 % de risque en plus de mourir dans le mois qui suit une opération chirurgicale.
- 30 % de risque d'acné sévère en plus.
- 25 % de risque de fracture en plus, pour cause de perte osseuse accélérée.

Dans la cigarette il y a

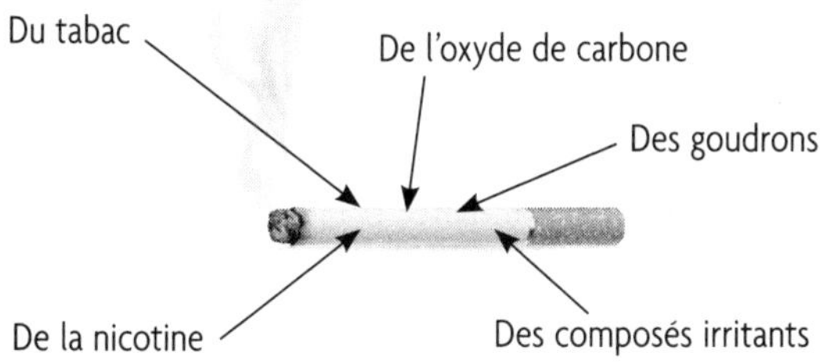

- Du tabac

  = relativement inoffensif (sauf la nicotine, naturellement présente dans le tabac).
- De la nicotine

  = elle provoque la dépendance physique.
- Des composés irritants

  = ils irritent les bronches et font tousser.
- Des goudrons

  = ils provoquent le cancer du poumon.
- De l'oxyde de carbone

  = il asphyxie l'organisme, donne des rides, des trous de mémoire…

Pourquoi m'arrêter ?
Les 10 raisons raisonnables

1. **Trop cher** !
2. **Trop méchant** avec les spermatozoïdes et les ovules !
3. **Trop dangereux** pour mes poumons et ma gorge !
4. **Trop ravageur** pour mon sourire (le tabac déchausse les dents, après les avoir jaunies…) !
5. **Trop présent dans mes vêtements,** dans ma maison, dans ma voiture (on ne m'appellera plus jamais Nicotine !) !
6. **Trop tyrannique** (aller tirer de l'argent quel que soit l'état de mon compte ; acheter des cigarettes quels que soient l'heure et le prix exigé par le bar du coin ; grogner après tout le monde avant la « première » ; me jeter dans le froid et la pluie après le café ; me transformer en Harpagon dès que quelqu'un s'approche dangereusement de mon paquet de cigarettes ; garder toujours un œil sur mon briquet…) !
7. **Trop chronophage** : chaque cigarette que je fume = 11 minutes de vie en moins !
8. **Trop anti-épicurien** : le tabac me fait perdre le goût et l'odorat !

9. **Trop sournois :** sous ses airs de bon copain toujours là pour désamorcer une colère ou un moment de stress, le tabac est une bombe à retardement (1 fumeur régulier sur 2 ayant commencé à fumer à l'adolescence mourra victime du tabac). C'est un faux frère qui apporte un semblant de réconfort et par-derrière brouille le teint, creuse les cernes et rend les cheveux cassants !
10. **Trop ringard :** plus personne ne trouve que fumer, c'est « classe ». Les fumeurs au travail se regroupent en bas des immeubles et tirent frénétiquement sur leur « béquille » comme des lapins. Les fumeurs fêtards attrapent la crève sur le trottoir des bars, et ceux qui fument encore à domicile le font « à la va-vite », dans l'interstice d'une fenêtre entrouverte, toute bouche tendue pour évacuer la fumée : classe ?

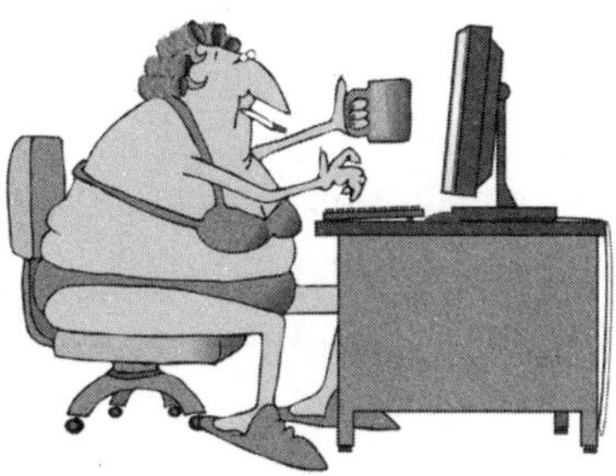

Qu'est-ce que ça va changer dans mon corps ?

Dans 20 minutes, mon cœur va mieux…

- L'arrêt du tabac, s'il suscite bien des difficultés, réserve souvent de bonnes surprises. Quelle que soit la quantité de tabac consommée et aussi longtemps qu'on ait fumé, il n'est jamais trop tard pour arrêter et les bénéfices de l'arrêt du tabac interviennent presque immédiatement.

20 minutes après la dernière cigarette…

- La pression sanguine et les pulsations du cœur redeviennent normales.

6 à 8 heures après la dernière cigarette…

- La quantité de monoxyde de carbone dans le sang diminue de moitié.
- L'oxygénation des cellules redevient normale.

24 heures après la dernière cigarette…

- Le risque d'infarctus du myocarde diminue déjà.
- Les poumons commencent à éliminer le mucus et les résidus de fumée. Le corps ne contient plus de nicotine.

48 heures après la dernière cigarette…

- Le goût et l'odorat s'améliorent.

72 heures après la dernière cigarette…

- Respirer devient plus facile.
- Les bronches commencent à se relâcher et on se sent plus énergique.

2 semaines à 3 mois après la dernière cigarette…

- La toux et la fatigue diminuent. On récupère du souffle. On marche plus facilement.

1 à 9 mois après la dernière cigarette…

- On est de moins en moins essoufflé.

1 an après la dernière cigarette…

- Le risque d'infarctus diminue de moitié.
- Le risque d'accident vasculaire cérébral rejoint celui d'un non-fumeur.

5 ans après la dernière cigarette…

- Le risque de cancer du poumon diminue presque de moitié.

10 à 15 ans après la dernière cigarette…

- L'espérance de vie redevient identique à celle des personnes n'ayant jamais fumé.

Source : tabac-info service.fr

Voir nos conseils malins p. 177 « Ne pas rechuter ».

Je m'arrête quand ?

Pour mettre toutes les chances de votre côté, choisissez la période qui vous semble la plus favorable.

- **N'agissez pas sur un coup de tête,** prenez le temps de mûrir votre décision, parlez-en (ou pas) à votre entourage.
- **Pour le jour J, mettez-en place un emploi du temps** moins chargé mais suffisamment intéressant pour avoir envie de vous y tenir et éviter un stress. Attention à ne pas disposer de trop de temps libre, prévoyez des activités qui vous font plaisir. Si vous suivez notre programme (p. 121), tout se passera bien.
- **44 ans : c'est le jour de votre anniversaire,** et vous soufflez vos 44 bougies ? Décidez d'arrêter de fumer aujourd'hui. Les études montrent que les personnes qui arrêtent de fumer à cet âge-là vivent presque aussi longtemps que celles qui n'ont jamais fumé (elles décèdent « seulement » 1 an plus tôt, en moyenne). Et si vous arrêtez à 54 ans, vous décéderez, selon les statistiques, « seulement 4 ans » avant les non-fumeurs. Ce qui est beaucoup mieux que d'abandonner le tabac plus tard, car alors,

vous perdrez 10 ans de vie. Oui : 10 ans, c'est le nombre d'années perdues par un fumeur.

- **C'est janvier ou mars ?** Bonne nouvelle, ne laissez pas passer le coche, ce sont les deux meilleurs mois pour arrêter de fumer !

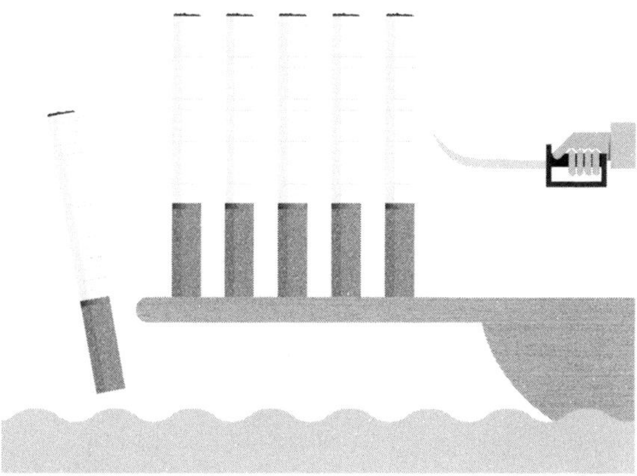

CHAPITRE 3

C'est parti !

Conseils malins (et originaux) pour fumer moins, puis plus du tout

1. **Pratiquez une activité physique (mieux : sportive), vous aurez moins envie de fumer.** Les études montrent que nager ou pédaler repousse l'envie de fumer ou la retarde. Et petit à petit, vous aurez de moins en moins envie de fumer. Plusieurs raisons : d'abord, pendant que vous faites autre chose, vous êtes distrait. Et puis, impossible de fumer tout en nageant ou en jouant au tennis par exemple. Enfin, le fait de transpirer et d'essayer de battre vos records oblige à un

certain self-control : c'est vous qui décidez de ce mouvement, de cette foulée de plus. C'est aussi vous qui décidez de ne pas allumer cette cigarette. Vous reprenez le contrôle de votre corps, de vos mouvements, et ne vous laissez plus embarquer dans un automatisme indigne de vous.

2. **Fabriquez du muscle : vous brûlerez plus de graisses.** L'une des raisons pour lesquelles arrêter de fumer fait grossir, c'est que le tabac augmente le métabolisme de base, c'est-à-dire la quantité de calories que le corps brûle simplement pour rester en vie (respirer, digérer...). Pour être précis, votre organisme consomme 3,6 % de calories en plus au repos (et 6,3 % pendant une séance de sport) si vous êtes fumeur. Évidemment, ce n'est pas rien. Mais pour compenser ces chiffres lorsque vous arrêtez de fumer, il suffit d'augmenter légèrement votre niveau d'activité physique par jour : en fabricant plus de muscle, vous augmenterez votre métabolisme de base et brûlerez ainsi autant de calories qu'avant. L'idéal : marcher davantage, si possible en portant une charge un peu plus lourde (bien répartie dans le dos ou à bout de bras). Par

exemple 1 bouteille d'eau pleine dans votre sac à dos, et/ou 1 petite bouteille d'eau dans chaque main pour aller vous balader ou faire vos exercices à la maison. Porter des poids oblige le squelette a plus de tension, ce qui force le corps à fabriquer du muscle pour soutenir sa structure. Au bout de quelques semaines, non seulement vous n'aurez pas pris un gramme mais, mieux, vous aurez perdu des kilos si c'était nécessaire.

3. **Défoulez-vous.** Si le manque se manifeste par une sorte de violence physique, n'essayez pas de l'apaiser en jouant calmement au solitaire. Au contraire, mettez votre corps à contribution : marchez plus vite, sautillez, voire courez, faites du shadow boxing (battez-vous contre vous-même, vos petits poings dans l'air, face à votre miroir), dépensez physiquement cette énergie irritée.

4. **Vous conduisez ? Arrêtez-vous en warning sur le côté.** Mieux : garez-vous et allez vous défouler (voir point précédent). Si vous restez statique, l'énervement risque de grimper et vous allez finir par insulter tous les piétons, les motards, les autres, le volant… puis vous finirez par en allumer une.

5. **La cigarette la plus importante à stopper, c'est la première de la journée.** Surtout si vous fumez en matinée. Griller une cigarette tôt le matin augmente de façon vertigineuse le risque de maladies des poumons et de la langue (cancer), et ce indépendamment du nombre de cigarettes fumées chaque jour. C'est pire si vous êtes à jeun, par exemple si c'est votre premier geste au réveil. Certains fumeurs cherchent à tâtons leur paquet alors qu'ils sortent juste du sommeil, encore allongés dans leur lit. Celle-ci, vraiment, oubliez-la. Sortez immédiatement du lit et filez sous la douche. Attendez au moins 1 heure pour fumer votre première cigarette, et petit à petit, repoussez-la. Plus vous attendrez, mieux cela vaudra.

6. **Observez votre façon de fumer en fonction de l'horaire de la prise.** Les « fumeurs du matin » inhalent plus profondément les bouffées, gardent le tabac plus longtemps dans les poumons et sont plus accros à la nicotine que les « fumeurs de l'après-midi ». Ils risquent aussi davantage pour leur santé, car plus l'on fume tôt dans la journée, plus le taux de substance cancérigène liée au tabac augmente dans le corps.

7. **Tirez-vous la langue.** Observez sa couleur : si elle est autrement que bien rose, ce n'est pas normal. Par exemple virant au jaune ou au blanc, elle travaille à s'autonettoyer… mais elle a du mal. Si la veille vous avez mangé très gras et lourd, c'est normal ; tirez à nouveau la langue demain ou après-demain, pour vérifier qu'elle a retrouvé sa couleur originelle (rose). Rappel : 1 fumeur sur 5 développe un cancer de la bouche. Espérons que ce ne sera pas vous.

8. **Si vous êtes anxieux, fumez moins.** Contrairement à ce que vous croyez peut-être, le tabac ne lève pas l'anxiété, mais la crée. Si, suite à un choc, vous pensez vous sentir mieux temporairement en en grillant une, c'est un leurre. Les premiers jours, vous pouvez être déstabilisé tant la cigarette est peut-être devenue une « béquille » pour mieux supporter les contrariétés de la vie. Mais les études montrent que sur le long terme (plusieurs semaines), arrêter de fumer permet au contraire de « lisser l'humeur » : moins de troubles, de « hauts et de bas », d'anxiété, de sautes d'humeur. Apprendre à respirer profondément est beaucoup plus efficace et beaucoup plus sain !

9. **Une grosse envie d'en allumer une ? Respirez lentement en comptant jusqu'à 50.** Inutile d'accélérer en arrivant autour de 45 parce que, arrivé à 50, vous allez recommencer encore pour… 50. Les inspirations doivent être lentes et profondes, sans rien forcer ni bloquer. Juste, vous respirez à fond, cool. Lorsque vous reprendrez le fil de vos activités quotidiennes, vous serez réellement apaisé, corps et âme.

10. **Douceur, douceur. Quand on arrête de fumer, on se prive trop souvent de divers plaisirs,** dont celui d'avoir différents arômes en bouche. Si vous vous interdisez d'autres goûts que celui du tabac, comme le chocolat ou les bonbons, sous prétexte que vous ne voulez pas grossir, c'est la double punition. Piochez parmi différentes douceurs peu ou non caloriques, comme les cachous, les chewing-gums sans sucre ou même un « pschitt » à la menthe spécial haleine fraîche, pour retrouver des sensations gustatives (nettement plus fraîches) sans les payer en kilos sur les hanches.

11. **Prévoir, c'est maîtriser.** Un long trajet pour partir en vacances ou en voyage d'affaires ?

Vous aviez l'habitude de le ponctuer de pauses cigarette, ce n'est plus d'actualité. Embarquez sur vous l'un de ces passe-temps que vous aimez vraiment. Pas quelque chose pour juste tuer le temps, mais au contraire prendre du plaisir à cette activité, voire être absorbé. Nous citons les nôtres : un jeu sur smart phone (Candy Crush, Bubble Witch, Mah-jong, solitaire), un petit carnet de jeu avec un crayon (sudoku, mots mêlés, mots croisés), un jeu de cartes pour jouer au rami ou faire une réussite sur le plus petit coin de table ou de tablette (d'avion, de train), un roman captivant de 700 pages… Vous redevenez le maître du temps, votre paquet de cigarettes n'est plus le métronome de vos jours (ni de vos nuits…).

12. **Ne remplacez pas une addiction par une autre.** Si pour éviter de penser à la cigarette vous vous saoulez de travail ou de ménage, passez en mode « loisir ». Vous ne cherchez pas à vous enchaîner à votre ordinateur ni à votre balai, mais au contraire à vous libérer ! Donc innovez. À la place de cette cigarette, sortez faire un micro-tour de pâté de maisons. À la place de celle-ci, regardez une vidéo amusante sur You tube, et plutôt

que cette troisième, filez dans une grande surface beauté pour essayer un nouveau rouge à lèvres ou une crème pour les mains. Peu importe, ce qui compte c'est de faire des petites choses futiles, « qui ne servent à rien » et sont donc en réalité totalement indispensables.

13. **Ouvrez un nouveau chapitre.** Ce n'est pas parce que « vous avez toujours fumé » (ce qui est faux) que c'est une bonne raison pour continuer. La routine n'a pas que du bon. Au fil des années, on change d'amis (ou en tout cas on élargit son cercle amical), de mari, de maison, de vêtements, de lieux de vacances… Pourquoi la seule chose qui resterait toujours serait la pire, c'est-à-dire le tabac ? Passez à autre chose, ça devient un peu répétitif votre histoire, là.

14. **Arrêtez de croire.** Vous croyez que vous ne pouvez pas arrêter de fumer, vous croyez que la cigarette vous donne un genre, vous croyez qu'elle vous calme, vous aide à ceci, à cela. Et en même temps, vous vous dites scientifique, rationnel, vous ponctuez vos phrases de « Sois cohérent », « Arrête de croire au père Noël », « Ne sois pas naïve »…

Hmmmm. Pas très cohérent et un peu naïf, tout ça, non ?

15. **Changez de paysage.** Ce n'est pas parce que vous avez toujours vu un paquet de cigarettes dans votre sac à main ou sur votre table basse qu'il faut croire en la génération spontanée. Il n'a pas poussé là, il n'est pas venu tout seul avec ses petites pattes, c'est vous qui l'y avez mis. Soit c'est machinal et c'est grave, soit c'est réfléchi et voulu et c'est encore plus grave. Reprenez le contrôle de vos doigts, de vos gestes.

16. **Ne vous dites pas « Je l'aurai au rattrapage ».** Si vous partez dans l'état d'esprit « Si je rate cette fois-ci, je réussirai la prochaine », on est mal barré. Comme dans les films et comme dans la vraie vie, dites-vous bien que vous n'avez qu'une seule chance de « sauver le monde », cette fois-ci c'est la bonne. Si vous vous dites que vous avez encore une balle dans le barillet, vous allez rater la cible.

17. **Soyez vous-même.** Vous êtes né nu, sans cigarette à la main. Vous avez ensuite acquis votre style (pour résumer). Si vous êtes honnête avec vous-même, le tabac n'est pas

ce que vous avez réussi de mieux, vu sous cet angle. Qu'attendez-vous pour vous en débarrasser ? Vous jetez n'importe quel vêtement troué, moche, que vous n'oseriez plus porter ? Faites pareil avec votre paquet de cigarettes qui n'a plus l'attrait des premières rencontres, avouez-le. Alors pourquoi se trimbaler ce faux ami, moche et malodorant, partout où vous allez ? C'est bizarre quand même, non ?

18. **Arrêter de fumer, c'est évoluer.** Continuer, c'est stagner. Choisissez votre camp.

19. **Vous êtes le cinquième élément.** Sur un plan symbolique, l'air est ce qui vous fait vivre, relie les hommes les uns aux autres, et aussi l'homme et son environnement, les animaux, les plantes, etc. C'est l'élément de l'évolution, du changement qui seul permet la survie. La terre représente la stabilité, la nourriture, la sécurité et aussi ce que vous avez appris, intégré, ce qui vous constitue. On pourrait continuer comme cela pour chacun des éléments. Quant à la cigarette, elle s'oppose en tout point à ce qui fait l'homme au sens le plus large. Elle ne réunit personne (nous ne parlons pas de l'époque

des fumoirs, hauts lieux de convivialité ; aujourd'hui, la cigarette est individuelle, égoïste), n'enseigne rien, ferme la porte à toute évolution, amélioration, adaptation. Voulez-vous être un élément qui n'a pas sa place au milieu de ce balai universel de la vie ?

20. **Un peu de fumée vous manque et tout est dépeuplé ?** Si les volutes vous obsèdent, faites brûler un peu d'encens ou des petits papiers d'Arménie. En n'oubliant pas d'ouvrir la fenêtre pour bien aérer car dès qu'il y a combustion (tabac compris !), il y a pollution.

21. **L'odeur forte du tabac vous manque ?** Elle indispose n'importe qui mais vous, vous aimez. En tout cas, respirer de l'air « seulement » vous donne une impression de vide désagréable. Comme si l'air était « fade ». Diffusez des huiles essentielles ! Pas question de remplacer la pollution du tabac par la pollution, aussi néfaste, des produits chimiques désodorisants « au bon parfum des Landes (ou d'ailleurs) » couramment vendus dans le commerce. Vous, vous voulez du naturel, du détox. Quitte à arrêter de fumer

pour arrêter de s'intoxiquer, autant passer à la vitesse supérieure et carrément détoxiquer ses poumons et l'air que vous respirez à la maison ou en voiture. Pin, romarin, citron, lavande… découvrez p. 70 quelques idées d'huiles essentielles à diffuser pour obtenir, en plus, un double effet sur le mental ou le système respiratoire. D'une pierre deux coups, et même trois !

22. **Si vous voulez vous pouvez.** Il y a d'une part le souhait (je veux arrêter de fumer), d'autre part la volonté (je vais arrêter de fumer), et enfin l'acte qui fait de vous un homme/une femme libre (j'arrête de fumer). Ainsi, vous illustrez à votre échelle cet adage que répètent sous toutes ses formes les sages de tous les pays et les époques : nous devenons ce que nous voulons devenir. Ne faites pas mentir tous ces grands philosophes et penseurs : vous aussi vous pouvez devenir ce que vous rêvez de devenir, c'est-à-dire un non-fumeur.

23. **Le goût de fumé vous manque ?** Bacon, saumon, truite… Tous les aliments en version « fumé » vous attendent au rayon frais de votre supermarché.

24. **Le soir, félicitez-vous.** Vous vous apprêtez à vous endormir comme une souche… Mais vous n'êtes pas une souche. Vous êtes un être pensant. Profitez-en pour vous féliciter de ne pas avoir fumé aujourd'hui. Début de sommeil plein de compliments, jolis rêves droit devant !

25. **La nuit, vous comptez les moutons ?** Et petit à petit, votre esprit pervers s'aventure sur un terrain glissant. Un mégot, deux mégots, mille mégots… Calculez à la louche combien de cigarettes vous avez fumées jusque-là (ou même simplement l'année dernière), rangez mentalement vos mégots en petit tas bien propre et asseyez-vous devant. Observez. Beurk, non ?

26. **La nuit porte conseil et objectivité.** Plutôt que de partir en *live* sur votre planning de demain, ou sur ce que vous allez dire à untel pour lui fermer son caquet, ou à votre boss insupportable et chefaillon, concentrez-vous sur vous et sur la journée qui vient de s'écouler, une fois n'est pas coutume. Revivez-la (en accéléré parce qu'on n'a pas que ça à faire non plus), même les moments insignifiants comme ce trajet en métro ou ce passage en

boulangerie. Observez-vous comme acteur principal de votre vie, ce que vous êtes, sans vous juger ni vous culpabiliser pour quoi que ce soit. Demandez-vous si vous avez été suffisamment bienveillant avec vous, et si vous avez « progressé » d'une quelconque façon par rapport à hier. Vous ferez la même chose demain. Et ainsi de suite.

27. **Tenez un journal de tabac.** Les nutritionnistes réclament souvent à leur patient un journal alimentaire, c'est-à-dire de noter tout ce qu'ils avalent, sans exception (même une cacahuète ou un verre de jus d'orange), afin de pouvoir évaluer exactement leurs habitudes et ce qu'ils mangent/boivent. Faites pareil avec les cigarettes : celles que vous avez fumées, celles que vous n'avez pas fumées (et pourquoi), celles que vous avez eu envie de fumer (et pourquoi). Au fil des jours se dessineront vos horaires « à risques », vos situations menaçantes (stress ? ennui ? café ?). Vous serez mieux armé pour élaborer une stratégie stop tabac.

Retrouvez en annexe notre journal à remplir sur 1 mois

	Matin	Après-midi	Soirée	Commentaires
Exemple	10 h pause-café 1 cigarette	16 h pause-café 1 cigarette	Sortie chien 1 cigarette	Pas pu m'en empêcher… ☹
Lundi				
Mardi				
Mercredi				
Jeudi				
Vendredi				
Samedi				
Dimanche				

28. **Dormez comme un bébé.** Une bonne nuit de sommeil et tout va mieux, ce n'est pas une légende. Au contraire, une nuit courte, hachée, de mauvaise qualité, et vous vous levez déjà énervé, prêt à en allumer une, à manger tout et n'importe quoi, et avec un petit moral en prime. *Keep cool.* Un sommeil profond et suffisant (8 heures par nuit, c'est une bonne moyenne, même si chacun a « sa » dose de sommeil idéale) garantit un niveau convenable de dopamine, donc réduit l'envie de fumer.

29. **Jouez.** Jeux débiles sur votre portable, jeux de rôle, de stratégie, d'échecs… à vous de choisir, mais jouez ! Cette activité augmente le taux de dopamine, exactement comme la cigarette. Or, un taux élevé de dopamine dans le sang garantit un certain bien-être et un bon niveau « d'excitation », qui s'apparente à de l'enthousiasme. C'est l'une des raisons pour lesquelles les personnes qui s'arrêtent de fumer broient du noir : elles oublient de remplacer leur boosteur de dopamine par un autre. Vous avez aussi la possibilité de manger de grandes quantités, mais c'est plus risqué pour votre silhouette que de faire un ou deux solitaires !

30. Ne vous faites plus avoir : démasquez la princesse, en fait c'est un crapaud ! Votre jolie cigarette proprette dans son bel habit blanc ou coloré, c'est du bluff. Sans ses atours, elle ressemble à une vieille sorcière, c'est-à-dire à un mégot moche et malodorant. Gardez cette image sous les yeux pour bien retomber les pieds sur terre lorsque le spectre de la passion renaît, fondé sur un fantasme. Par exemple, que vous fumiez à la maison ou sur le balcon, plutôt que de jeter au fur et à mesure vos mégots, ou de les soustraire à la vue en les planquant dans un cendrier fermé et opaque, exposez-les. Réunissez-les dans un bocal transparent (un pot à confiture en verre, vide et bien rincé, joue très bien ce rôle). Vous verrez ainsi toutes les cigarettes fumées ne serait-ce que les 3 derniers jours, c'est pas la joie. Un pas de plus vers le trash : remplissez le bocal à mi-hauteur avec de l'eau, vos chers mégots flotteront à la surface puis finiront par couler, tels de petits cadavres de monstres. Où est passée la princesse ?

31. Une boule dans la gorge. L'arrêt du tabac provoque parfois (souvent) des symptômes pénibles, dits psychosomatiques (= physiques mais d'origine psychologique). Si le corps souffre, il faut utiliser le corps pour en venir à bout, ce ne sont pas des incantations ou des mantras psalmodiés qui dégageront votre boule dans la gorge. Essayez plutôt une activité corporelle, quelle qu'elle soit : massage, marche, course, natation, jardinage, yoga, qi gong… Peu importe du moment que le corps intervient, se libère.

32. **Mâchez du chewing-gum.** C'est le meilleur moyen de vous occuper la bouche sans manger toute la journée, donc sans prendre un gramme. Attention cependant : les chewing-gums avec sucre finissent par agresser les dents voire faire grossir, surtout si vous en mâchouillez toute la journée. Mais ceux sans sucre sont souvent mal tolérés sur un plan digestif. Un ou deux passent généralement sans problème (pas toujours), mais au-delà, vous risquez de ballonner et d'avoir des nausées. Rien de terrible mais tout de même.

33. **Mâchez des bâtons de réglisse.** Autre option si la perspective de mâcher un morceau de plastique (car le chewing-gum en est un)

vous révulse : le bâton de réglisse. Nous ne parlons pas des bonbons, mais bien du « vrai » bâton disponible assez facilement en pharmacies, herboristeries, boutiques bio et divers magasins bien-être/santé. N'en abusez pas car la réglisse renferme un principe actif qui peut augmenter la pression artérielle chez les personnes prédisposées. Mais en usage raisonné, non seulement c'est bon, naturellement sucré (et pourtant sans sucre !), bénéfique pour les dents (avant les brosses à dents et dentifrices, l'hygiène dentaire se faisait en nettoyant les dents avec des petits bâtons), mais en plus la réglisse est un excellent anti-inflammatoire, et anti-douleurs digestives.

34. **De moins en moins.** Si vous êtes un très gros fumeur et depuis très longtemps, l'accoutumance à la nicotine est peut-être vraiment forte, bien que cette corrélation ne soit pas automatique. Si c'est votre point faible, et que vous êtes vraiment motivé pour arrêter de fumer mais que vous avez du mal pour cette raison, essayez cette astuce bien utile : changez de marque de cigarettes, chaque semaine. Déjà, cela vous fera perdre vos

repères (pas le même paquet en main, pas le même goût en bouche, vous aimerez moins que « vos cigarettes ») ; ensuite, vous choisirez des marques avec un taux décroissant de nicotine, afin de vous désaccoutumer petit à petit, tout seul, à votre rythme et en douceur. Puis, diminuez peu à peu le nombre de cigarettes, donc de nicotine ingérée. Si c'est pas malin, ça… (lisez aussi « Affaiblissez l'ennemi » p. 54).

35. **Mangez plein d'agrumes et de kiwis.** Chaque cigarette « grille » 25 mg de vitamine C. Faites le compte à la fin de la journée. Par exemple si vous fumez 10 cigarettes par jour, vous vous privez de 250 mg de vitamine C. 20 cigarettes = 500 mg de vitamine C, etc. Or, la vitamine C est non seulement la vitamine « de l'énergie » mais aussi des défenses immunitaires, de l'intégrité pulmonaire, d'une jolie peau, etc. Double peine pour votre corps : non seulement vous l'agressez mais en plus vous le privez de ses défenses. Lâche ! Et comme en plus les fumeurs consomment moins de fruits que le reste de la population, ça promet…

36. **Sortez plus, exposez-vous davantage au soleil.** Chaque cigarette diminue l'absorption de vitamine D par l'organisme. Or, c'est une vitamine extraordinairement importante pour la beauté (peau) et l'immunité (anticancer). Pour tenter d'atteindre les apports recommandés en vitamine D, déjà compliqués à couvrir dans notre pays où le soleil est timide durant les longs mois d'automne et d'hiver, il vous faudra redoubler de sorties en plein air. N'en profitez pas pour fumer dehors, c'est ridicule.

37. **Fumer « moins » n'est pas suffisant.** C'est l'objectif zéro cigarette qu'il faut viser. Car pendant longtemps on a cru (voulu croire ?) que fumer « un petit peu » n'était pas si grave, que « c'était mieux que fumer beaucoup ». C'est une évidence mais quand même pas le rêve. Arrêtez de vous dédouaner de cette petite cigarette de rien du tout : « 5 en tout dans la journée, tu vois, je ne fume pas vraiment », « À peine 3 par jour, un peu plus quand je sors avec des copains, mais je m'arrête quand je veux… », on connaît la chanson. Les faits sont là : fumer 1 à 14 cigarettes par jour multiplie par 8

(oui, par HUIT) le risque de développer un cancer du poumon. Et de toute façon, la nicotine passe bien en bouche, ce n'est pas parce que c'est « seulement 5 fois par jour » que c'est comme si ce n'était rien.

38. **Affaiblissez l'ennemi.** L'ennemi, c'est la nicotine, le seul élément capable de vous rendre dépendant physiquement de la cigarette. Commencez par cesser de vous croire plus faible que la nicotine. Elle vous domine pour le moment, mais ça ne va pas durer. L'objectif : baisser votre consommation de nicotine (que ce soit par le biais des cigarettes comme des substituts de type patchs ou autres) à 10 mg par jour, maximum. Cela correspond à 5 cigarettes dosées à 2 mg de nicotine (donc plutôt « light ») ou à l'équivalent en chewing-gums, patchs, etc. Une fois que vous aurez réduit petit à petit – lire le conseil malin « De moins en moins » (p. 51) – il sera nettement plus simple de reprendre le dessus.

39. **Listez ci-dessous les situations qui vous poussent à fumer.** Fuyez-les pendant 1 journée, puis 2, puis 1 semaine. Petit à petit, réapprenez à boire une boisson chaude ou

à parler avec des collègues sans vous intoxiquer. Si, si, c'est possible !

- ❒ Un café
- ❒ Un thé
- ❒ Une bière
- ❒ Un verre de bon vin
- ❒ Après le repas
- ❒ Avec les copains, copines, attablées dehors, en terrasse d'un café
- ❒ Chez des amis
- ❒ Dans le jardin
- ❒ En cas de stress
- ❒ Pour décompresser en sortant du bureau

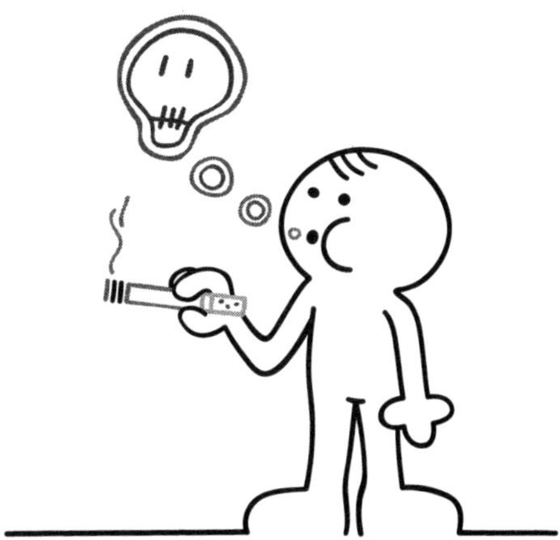

CHAPITRE 4

Se faire aider pour arrêter

Nous parlons bien d'aides, certes efficaces, mais qui ne feront pas l'essentiel à votre place : être motivé. Si la motivation manque, vous n'obtiendrez aucun résultat. Nous ne parlons pas ici de **volonté** (ça n'a rien à voir) mais de **raisons** pour lesquelles vous avez décidé d'arrêter de fumer. Si vous n'en trouvez aucune, refermez ce livre et continuez à fumer : une tentative de sevrage est vouée à l'échec, c'est sûr.

En revanche, toute motivation est la bienvenue, surtout si elle est forte. Car arrêter de fumer réclame quelque chose de bien précis : ne plus considérer la cigarette comme un objet de désir, mais telle qu'elle est c'est-à-dire un objet polluant, cher, mortel, puant, néfaste à tout point de vue. Tant que vous n'adhérez pas à cette vision des choses, tant que vous imaginez que la cigarette vous apporte quelque chose de positif, alors, ce sera difficile. Car pourquoi s'empêcher d'utiliser quelque chose si l'on considère qu'elle possède ne serait-ce qu'un seul aspect positif ? Ce serait aussi illogique que de ne pas manger de chocolat alors que vous adorez ça : vous vous en priveriez juste parce que vous **croyez** que le chocolat fait grossir. Avec le tabac, c'est la même chose, mais en chemin inverse : vous **croyez** la cigarette utile/intéressante, alors que ce n'est pas le cas.

Aussi, vous trouverez ci-dessous deux types d'aide : 1) *les aides centrées sur la cigarette* elle-même, qui visent en fait à la **remplacer** (et à ce titre sont forcément moins bien) : produits à la nicotine (patchs, chewing-gums...), e-cigarettes, médicaments en tout genre... et 2) *les aides centrées sur vous*, c'est-à-dire sur le fumeur. Car c'est vous qu'il faut aider !

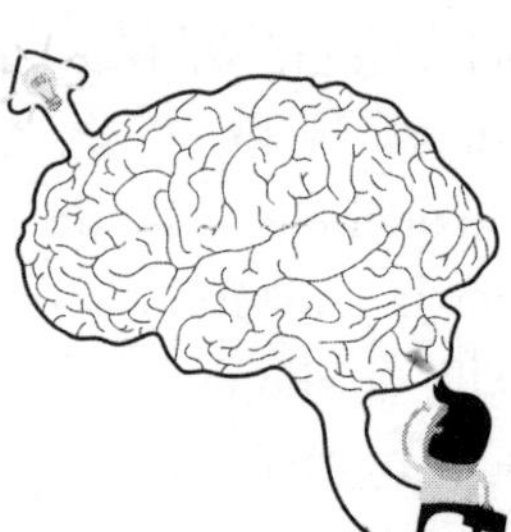

Les aides centrées sur la cigarette

Les substituts à la nicotine : réduire le poison en douceur

Leur grande force réside dans leur action lente et régulière : tous les substituts nicotiniques, qu'ils se présentent sous forme transdermique comme les patchs ou bien orale, fonctionnent sur ce principe. En diffusant de la nicotine non-stop en mini-quantités, ils aident le fumeur à se libérer de sa dépendance physique sans que le manque devienne une idée fixe. Ils répriment rapidement l'envie de grignoter, l'humeur irritable et le manque de concentration. Il faut les considérer comme une béquille, le temps que le corps se désintoxique petit à petit.

Ils peuvent être utilisés avec ou sans ordonnance, mais si vous pensez que c'est la méthode qui vous convient, faites les choses correctement : consultation, prescription, etc. Selon les fumeurs, la durée d'un traitement substitutif nicotinique est de 6 semaines à 6 mois, puisque l'on diminue progressivement les doses.

Pour savoir comment vous faire aider par l'Assurance-maladie pour un traitement de substitution nicotinique : http://www.ameli.fr/assures/offre-de-prevention/l-arret-du-tabac.php

Les patchs (ou timbres) : le goutte-à-goutte

Sorte de pansement chargé de nicotine, le patch est en contact direct avec la peau, qui en absorbe une quantité constante tout au long de la journée.

Le ⊕ : le sentiment de gérer sa consommation en diminuant la dose.

Le ⊖ : le « goutte à goutte » ne répond pas toujours au besoin de calmer un pic d'envie de nicotine.

Les inhaleurs : la vraie-fausse cigarette

Les ancêtres de la « vapoteuse » (alias cigarette électronique) se composent d'un tube en plastique et d'une cartouche de nicotine (5 mg). Ils peuvent être très utiles pour muscler une motivation en berne après avoir écrasé sa dernière cigarette. Mais il faut impérativement en réduire progressivement l'utilisation après 3 mois.

Le ⊕ : ils libèrent une dose semblable à une aspiration de cigarette. Ils rappellent la gestuelle du fumeur.

Le ⊖ : ils diffusent leur nicotine via la muqueuse buccale ; certains estomacs fragiles le supportent mal (d'où la nécessité de suivre attentivement notre programme p. 121).

Les gommes à mâcher : pause aromatisée

Faciles à dégainer en cas d'attaque de manque, les chewing-gums à la nicotine ont la particularité d'être aromatisés à des goûts divers : chlorophylle, menthe, fruits, réglisse... Là encore, il faut les considérer comme un soutien ponctuel, puis réduire la quantité de gomme mâchée jusqu'à ne plus en avoir du tout besoin.

Le ⊕ : salvatrices en cas d'envie violente.

Le ⊖ : on s'habitue trop vite à mâcher. Résultat : on parvient à se passer de cigarette, mais on se retrouve « accro » au chewing-gum !

Les comprimés : discrétion assurée

Sur le même principe que celui des gommes à mâcher, les comprimés dispensent la nicotine par voie buccale, mais ici il faut les faire fondre sous la langue ou les sucer. Pour mettre toutes les chances de son côté, il est recommandé de les prendre en traitement et de s'y tenir sans l'interrompre.

Le ⊕ : il est plus discret à utiliser que les gommes à mâcher. Il coupe bien les fringales.

Le ⊖ : maux de tête, aphtes, aigreurs d'estomac... comme d'autres substituts nicotiniques, les comprimés peuvent induire quelques désagréments en début de traitement.

Les médicaments

Deux molécules médicamenteuses estampillées « Sevrage tabagique » ont obtenu une autorisation de mise sur le marché : le bupropion et la varénicline. Ils sont délivrés sur prescription médicale, car ils ne conviennent pas aux adultes de moins de 18 ans ni aux femmes enceintes et demandent des précautions d'emploi. Ils améliorent le bien-être car ils pallient les petites baisses de moral et les fringales.

Le Champix® : le dégoût de la cigarette

Le Champix® (varénicline), en agissant sur les récepteurs nicotiniques, supprime la sensation de manque et le plaisir ressenti en avalant la fumée de cigarette.

Le ⊕ : dès les débuts de la prise, on est dégoûté de la cigarette. Même la première après le café a mauvais goût.

Le ⊖ : chaque fumeur est particulier, certains se plaignent d'avoir pris du poids et de passer des nuits agitées.

Le Zyban® : fini le blues !

Le Zyban® (bupropion) est à l'origine un médicament utilisé depuis longtemps aux États-Unis pour traiter l'anxiété et les états dépressifs. C'est par hasard qu'on a découvert ses vertus pour réduire l'envie de fumer. Avec lui, la frustration de ne pas fumer est comme gommée : une bonne nouvelle car l'arrêt du tabac est une période critique aussi pour le moral.

Le ⊕ : il permet de se détacher de l'addiction tout en supprimant les « coups de blues » provoqués par le manque.

Le ⊖ : il perturbe le sommeil.

La cigarette électronique : elle fait un tabac

Elle se répand comme une traînée de poudre ! Depuis l'interdiction de fumer dans les lieux publics, l'e-cigarette (alias « vapoteuse ») est partout. Il faut dire qu'elle reproduit les « qualités » qui séduisent les fumeurs de cigarettes classiques mais pas celles qui nuisent à l'entourage.

Comment ça marche ?

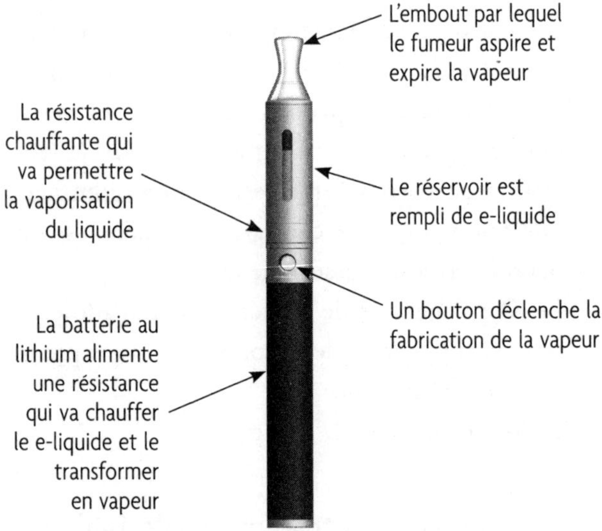

Qu'y a-t-il dans l'e-liquide ?

Il est composé à peu près de :

- Propylène glycol : 50 %
- Glycérine végétale : 40 %

  On les connaît bien, ces deux composants aux noms effrayants : ce sont des additifs couramment employés dans l'alimentation, les produits pharmaceutiques et les cosmétiques. Ils ont été testés et approuvés pour être ingérés et appliqués sur la peau. Concernant

la diffusion de ces composants dans l'air, les tests actuels ne suscitent pas d'inquiétude.
- Eau distillée : 5 %
- Nicotine : de 0 à 19,9 mg
- Arômes 5 %

Cet e-liquide se présente sous la forme d'une petite cartouche et peut être aromatisé : tabac brun, blond, fruits, chocolat, etc. Il peut ou non contenir de la nicotine.

Inoffensif, l'e-liquide ?

Ce qui mérite d'être approfondi concerne la vapeur inhalée quotidiennement. Le magazine *60 millions de consommateurs* a mis en avant d'autres composants possiblement nocifs (formaldéhyde, nickel, chrome…) à la suite de ses tests. De son côté, l'INRS (Institut national de recherche et de sécurité pour la prévention des accidents du travail et des maladies professionnelles) cite une expérience où des rats ont respiré de fortes doses de propylène glycol durant 4 mois, avec pour unique effet de provoquer une irritation du nez. Des essais du même type évoqués par l'OCDE (Organisation de coopération et de développement économiques) ont été menés avec la glycérine. Ces derniers éléments, pour rassurants qu'ils soient, n'ont été observés que chez des animaux. Vapoter reste un excellent palliatif ponctuel.

Efficace pour arrêter de fumer ?

La cigarette électronique est ultra-efficace pour… diminuer sa consommation, dans un premier temps. Elle permet de prendre de la distance avec sa marque de cigarettes préférée et son briquet favori, ce qui n'est pas rien : le fumeur régulier est souvent attaché à « sa » marque, « son » tabac ; cela fait partie du rite. Évidemment, on reporte alors son intérêt sur les différents modèles d'e-cigarette et les « parfums » d'e-liquide, mais c'est un passage. L'étape suivante consiste à choisir des cartouches sans nicotine.

Son imitation de la cigarette classique est un atout pour les candidats à la désintoxication motivés, mais qui redoutent d'être privés de leurs habitudes. Avec une « e-clope », on peut par exemple suivre ses collègues en pause cigarette sans souffrir (et du coup, profiter des potins !). Ensuite, c'est la détermination qui fait la différence : il faut se débarrasser du geste. Là encore, l'e-cigarette pourrait bien montrer son efficacité pour le sevrage : à y bien regarder, l'absurdité de la scène apparaîtrait, petit à petit, évidente… « J'aspire un morceau de plastique d'où s'échappe de la fausse fumée » !

Quel taux de nicotine choisir ?

En France, on trouve des flacons d'e-liquide de 10 ml et de 30 ml, dosés entre 0 et 19,9 mg de nicotine/ml.

- 0 mg/ml : aucune nicotine dans l'e-liquide. Surtout utilisé par ceux qui veulent garder le geste et le goût.
- 06 à 08 mg/ml : léger.
- 10 à 12 mg/ml : moyen.
- 16 à 18 mg/ml : fort.
- 19,9 mg/ml : extra-fort.

Quid du vapotage passif ?

Avec la cigarette électronique, il n'y a pas de produits de combustion. Une cigarette classique dégage du monoxyde de carbone ; l'e-cigarette de la vapeur. Une cigarette classique intoxique l'entourage même quand le fumeur ne tire pas dessus ; le « vapoteur » inhale la totalité de la vapeur produite. Et c'est toujours de la vapeur d'eau qu'il expire. L'e-cigarette ne pose donc pas de problème à l'entourage.

Vapoter est-il autorisé dans les lieux publics ?

En France, aucune loi n'interdit (encore ?) le vapotage dans les lieux publics comme les cafés, les hôpitaux, les parcs... En revanche, il est aujourd'hui interdit de vapoter dans les bus, métro et trains de la RATP ainsi que dans les avions d'Air France.

Y a-t-il des précautions à prendre ?

- Ne pas laisser son e-cigarette en plein soleil : elle est équipée d'une batterie au lithium qui supporte mal d'être soumise à une chaleur trop forte.
- Ranger ses flacons d'e-liquide : leur forme pourrait attirer les enfants (la nicotine est mortelle pour un nourrisson).
- Les e-liquides mentholés sont à proscrire, si vous êtes épileptique.

Le ⊕ : la cigarette électronique simule parfaitement la cigarette classique : le geste reste (elle est tout de même lourde par rapport à une « vraie ») ; il faut gérer les cartouches ; ça coûte de l'argent... c'est presque tout comme avant.

Le ⊖ : difficile de la lâcher... On se prend au « jeu » des différents goûts, des modèles toujours plus tendance. Et comme ça ne pollue pas l'entourage, on la sort à tout va.

Les aides centrées sur vous

Les huiles essentielles pour arrêter de fumer : à respirer, à diffuser et en massage

L'aromathérapie peut vous aider si vous êtes « sous pression » car certaines molécules présentes dans quelques huiles essentielles triées sur le volet filent directement jusqu'au cerveau pour y apaiser vos neurones. Tout comme certaines odeurs donnent faim (celle du poulet rôti, d'un plat qui mijote ou du sucre en cours de cuisson par exemple), d'autres apaisent peurs et tensions. Cette propriété est bien connue des parfumeurs, qui choisissent avec soin les mélanges d'odeurs pour créer des parfums destinés à nous rendre accros.

Deuxième avantage des huiles essentielles : respirées à même le flacon (ou sur un petit mouchoir) et/ou diffusées, elles assainissent l'appareil respiratoire et désinfectent l'air inhalé, soit exactement l'inverse de ce qui se passe lorsque vous fumez. Et dans la pire des configurations, c'est-à-dire si vous fumez ou subissez la fumée dans un lieu clos (maison, voiture…), diffuser une HE masque et parfume. En prime, substituer un geste agressif pour la santé par un autre, assainissant, a quelque chose de réjouissant.

Quelle huile essentielle pour vous ?

*Les conseils de Danièle Festy**

La démarche de l'aromathérapie olfactive est totalement différente des sevrages classiques, lesquels s'appuient sur la restriction. Or, cette dernière « gagne » rarement (jamais en fait) face à la recherche de plaisir, commandée par le cerveau limbique. Que ce soit pour manger moins (régime minceur) ou pour fumer moins, ce n'est pas en s'interdisant l'objet convoité que l'on gagne la guerre, même si certaines batailles remportées de haute lutte le laissent parfois supposer. C'est en rendant l'objet convoité moins désirable que l'on y parvient.

Avec les huiles essentielles, on cherche plutôt à remplacer le plaisir du tabac par un plaisir supérieur. Judicieusement choisies, elles vont jouer le rôle de « plaisir » dans le cerveau, exactement comme le faisait la cigarette.

Le réflexe pour tous

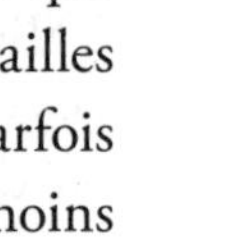

Camomille noble

Respirez le flacon ouvert à la demande (= à chaque fois que vous avez envie d'en allumer une).

* Pharmacienne spécialiste des huiles essentielles. Tous ses conseils sur son blog : www.danielefesty.com

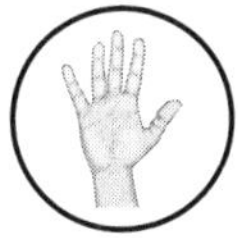

Le réflexe hommes

Laurier noble

Posez 2 gouttes sur la face interne des poignets, et respirez autant de fois que nécessaire.

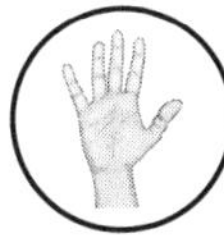

Le réflexe femmes

Sauge officinale

Posez 2 gouttes sur la face interne des poignets, et respirez autant de fois que nécessaire.

La diffusion antitabac

(formule complète pour supprimer les mauvaises odeurs et assainir l'air)

Pour un flacon de 10 ml :

- Ess. **pamplemousse** 4 ml
- HE **eucalyptus radié** 2 ml
- HE **menthe des champs** 1 ml
- HE **citronnelle** 1 ml
- HE **ravintsara** 1 ml
- HE **vétiver** 1 ml

Diffusez 6 gouttes du mélange pendant 10 minutes après une soirée « enfumée ».

La diffusion aroma c'est malin !

- HE **santal**
- HE **eucalyptus globuleux**

- HE **menthe des champs**

Versez 2 gouttes de chaque huile essentielle dans un diffuseur électrique et diffusez par tranches de 10 minutes, ponctuellement dans la journée.

Le réflexe SOS

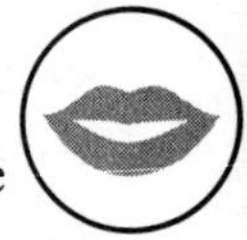

Versez 1 goutte d'HE de **cyprès de Provence** sous la langue à la place d'une cigarette.

C'est gagné si, évidemment, vous ne fumez pas votre cigarette, mais aussi si vous la fumez un peu plus tard (½ heure après votre envie). Ce décalage montrera que vous avez désolidarisé votre envie de fumer avec sa concrétisation, et le sevrage se fera ensuite d'autant plus facilement que le plaisir ressenti à fumer sera fortement atténué grâce aux huiles essentielles. Souvent le fumeur ne va même pas au bout de sa cigarette !

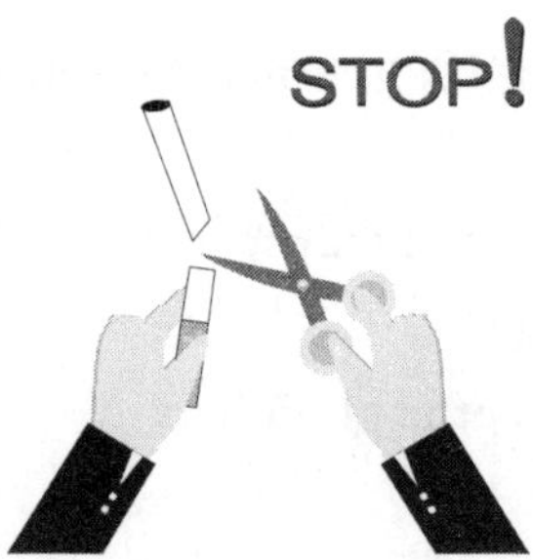

L'homéopathie pour arrêter de fumer : en traitement de fond

Les granules homéopathiques n'ont rien à voir avec une béquille de type « patch ». Ils aident à mieux supporter le sevrage, mais surtout à mieux encaisser les vicissitudes de la vie. Ils invitent à espacer les cigarettes quotidiennes plus facilement.

Lisez les mini-portraits listés ci-dessous et prenez les granules qui correspondent le plus au vôtre. Vous pouvez vous reconnaître dans plusieurs portraits, dans ce cas, alternez les remèdes, sans toutefois dépasser 3 d'entre eux.

Vous fumez plutôt pour vous calmer ou vous dynamiser ? Le matin ou le soir ?

L'homéopathie s'intéresse beaucoup plus à vous qu'au tabac. On choisit ses granules en fonction de soi, de ses habitudes, de sa façon de réagir au stress, plutôt qu'en fonction de la quantité de nicotine inhalée.

- **Combien en prendre, et comment ?**

Déposez sous la langue 3 granules matin, midi et soir, sauf mention contraire. Laissez fondre. Poursuivez jusqu'à amélioration. Cela peut, évidemment, être long, vous vous en doutez. Comptez au minimum 1 mois ½.

Remarques :

– Ne multipliez pas les prises, ne doublez pas les doses, c'est inutile.
– Ne touchez pas les granules avec vos doigts.
– Prenez vos granules à distance des repas.
– Prenez vos granules à distance des huiles essentielles.

• **Quels granules homéo pour vous ?**

Pour tous

– *Pour vous aider à mieux supporter le sevrage*, à vous détoxiquer du tabac, à vous libérer de cette dépendance et à ne pas tout reporter sur une autre addiction (nourriture, alcool, travail…)

⁙ *Tabacum 15 CH*, 3 granules le matin.

+

⁙ *Nux vomica 5 CH*, 3 granules jusqu'à 5 fois par jour (au moment où l'envie de fumer monte, à la place de la cigarette).

Arrêter de fumer vous rend…

– *De mauvaise humeur*, toujours à grommeler, crier après quelqu'un, s'irriter à la moindre contrariété

- *Nux vomica 15 CH*, 3 granules matin, midi et soir

– *Affamé, très très souvent !* À table vous mangez pour 4 et entre les repas, pourquoi pas aussi reprendre un petit kilo de fromage blanc ou 7 ou 8 bananes ?

- *Ignatia amara 5 CH*, 3 granules au moment où l'envie de manger monte.

– *Grignoteur invétéré.* Contrairement à Ignatia, ce ne sont pas des fringales irrépressibles qui vous assaillent, mais le besoin de grignoter des petites bricoles tout le temps. Pistaches, carrés de chocolat, grains de raisin… tout est bon pour terminer entre vos mâchoires.

- *Antimonium crudum 5 CH*, 3 granules au moment où l'envie de grignoter monte.

– *Frustré,* vous pensez non-stop à la cigarette.

- *Staphysagria 15 CH*, 3 granules matin, midi et soir.

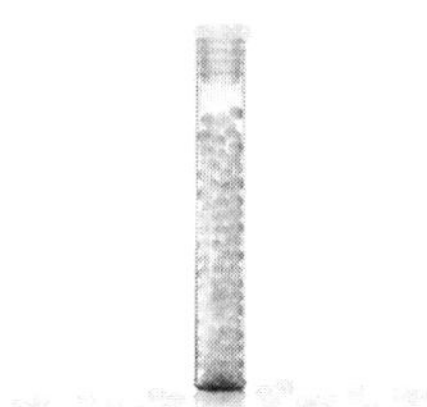

Les points de massage « stop-tabac » : pour les urgences !

Point réflexo détox/stop envie de fumer

Pressez pendant plusieurs minutes, avec votre pouce ou votre index, le point désigné ci-dessous ainsi que le même point au-dessus de l'autre oreille. Ils se situent de chaque côté de la tête, pile à deux doigts horizontaux du dessus de l'oreille. L'envie de fumer va doucement s'estomper. Et pendant que vous pressez avec vos deux mains, vous ne pouvez pas tenir de cigarette ! Avant ou après, respirez à même votre flacon ouvert d'huile essentielle de marjolaine.

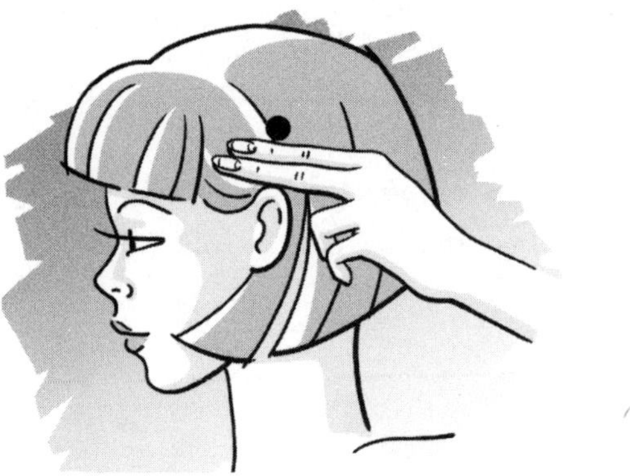

Point réflexo no stress

Pressez pendant plusieurs minutes, avec votre pouce ou votre index, les points désignés ci-dessous. Ceux de l'intérieur de la main sont faciles à stimuler n'importe quand dans la journée. À la maison, stimulez aussi ceux de la plante des pieds. Si possible, diffusez en même temps des huiles essentielles apaisantes, par exemple de lavande officinale ou d'orange douce.

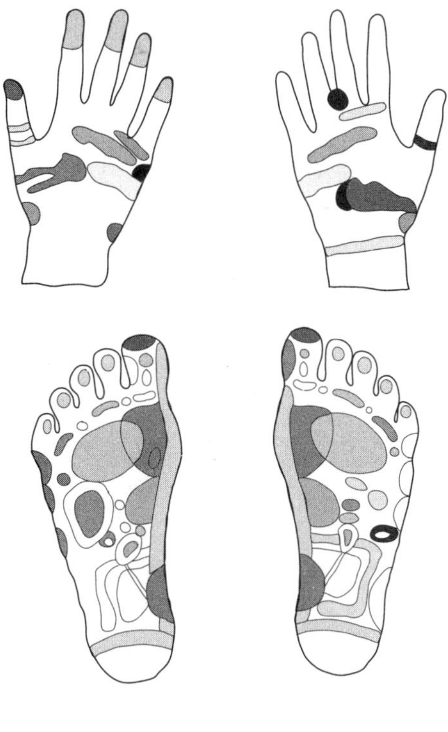

Point réflexo stop-toux

Pressez pendant plusieurs minutes, avec votre pouce ou votre index, les points désignés ci-dessous. À la maison, stimulez aussi ceux de la plante des pieds. Si possible, diffusez en même temps des huiles essentielles visant à purifier les voies respiratoires, par exemple d'eucalyptus radié ou de pin.

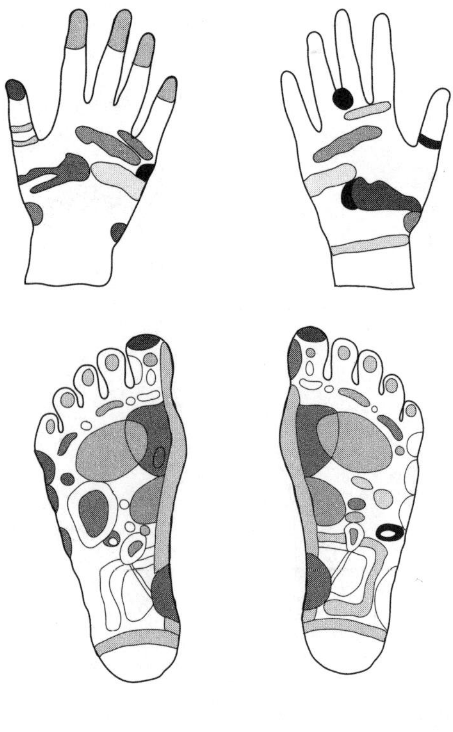

Point réflexo maux de tête

Un quart des fumeurs en cours de sevrage souffrent de maux de tête directement liés à la cigarette. Pressez pendant plusieurs minutes, avec votre pouce ou votre index, les points désignés ci-dessous. À la maison, stimulez également ceux de la plante des pieds. Les huiles essentielles de gingembre ou de menthe poivrée, appliquées sur les tempes, aident aussi à lever les douleurs.

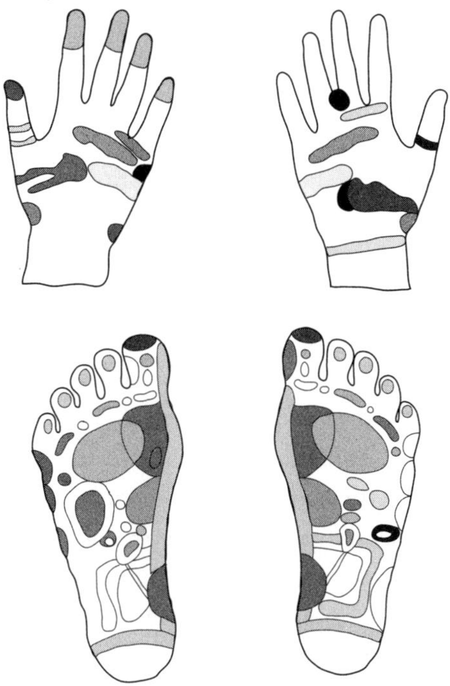

5 plantes utiles : le mieux-être jour et nuit

Certaines plantes peuvent vous aider à atteindre votre objectif zéro tabac. Le plus simple : sauf pour l'avoine, prenez-les sous forme de gélules, en vente dans n'importe quelle pharmacie ou grande surface dotée d'un espace « para ». Conformez-vous aux posologies du fabricant.

Quelle plante pour vous ?

Le ginseng : devenir non-fumeur

Un plante géniale pour mieux s'adapter ! Parce que mine de rien, passer du statut de fumeur à non-fumeur réclame une adaptation : nouvelles habitudes à prendre, anciens réflexes à perdre, etc. Ce n'est pas seulement que « vous ne fumez plus », c'est que vous n'êtes plus un fumeur : vous avez changé de statut, de façon d'envisager vos journées, votre santé. Ce choix, beaucoup plus profond et impliquant qu'il n'y paraît, est d'ailleurs l'une des raisons pour lesquelles ce n'est pas évident d'arrêter de fumer.

C'est la bonne plante pour vous si : vous vous demandez comment vous allez pouvoir gérer à la cafèt, au café après l'heure du déj ou en toute situation que vous n'affrontez qu'avec une cigarette à la main depuis des années et des années.

Le millepertuis : super-antistress

Le millepertuis aide à se libérer de la dépendance à la nicotine, en favorisant la production naturelle de notre sérotonine (hormone antistress).

C'est la bonne plante pour vous si : vous avez une tendance à la déprime.

La valériane : beurk la cigarette !

La valériane, exceptionnellement efficace pour dormir comme une souche, possède en plus une propriété étonnante. Elle donne mauvais goût aux cigarettes !

C'est la bonne plante pour vous si : vous êtes du genre à vous lever la nuit pour fumer, ou si vous trouvez que le tabac est un plaisir. Ou pour ceux qui suivent un traitement médicamenteux de type Zyban® ou Champix® et qui dorment mal ou font des cauchemars.

La lobélie : dégager les bronches

La lobélie est un antispasmodique pour les bronches. Elle est traditionnellement employée pour favoriser le confort respiratoire et limiter la toux, notamment chez les asthmatiques, en cas de bronchite ou chez les fumeurs. En plus, elle renfermerait un substitut nicotinique naturel, aidant ainsi à mieux « tenir » entre deux cigarettes.

C'est la bonne plante pour vous si : vous toussez « comme un fumeur » c'est-à-dire surtout le matin au réveil, et un petit peu toute la journée en fait. C'est devenu un réflexe, vous n'y prêtez plus attention.

L'avoine : repousser l'envie de fumer

Sous forme de teinture-mère, l'avoine réduit le charme de la cigarette : grâce à quelques gouttes de teinture-mère délayées dans un petit peu d'eau, la vie paraît plus facile sans fumer et le paquet de cigarettes, moins attractif.

C'est la bonne plante pour vous si : la cigarette reste un objet de désir pour vous, vous la trouvez agréable, pour différentes raisons, alors qu'objectivement, elle est tout sauf charmeuse !

Les fleurs de Bach : pour mieux maîtriser vos émotions

Les fleurs de Bach se présentent sous forme de petits flacons opaques, de couleur fumée, remplis d'un mélange d'alcool (pour la conservation) et de fleur « infusée » : les élixirs floraux. Ce sont des remèdes de l'âme mis au point par le Dr Edward Bach (1886-1936). Ils sont étonnamment efficaces pour apaiser les peurs, angoisses, troubles du caractère et peuvent se révéler une aide importante pour vous, surtout si vous fumez pour des raisons psychologiques – c'est le cas de 9/10e des fumeurs, même ceux devenus accros à la nicotine.

Comment ça marche ? C'est simple. Les pensées négatives, les ruminations et autres « stress » poussent à des comportements irrationnels, qui nous font du mal, comme de trop manger ou de fumer. Dans cette optique, ce n'est pas vraiment le tabac qui pose problème, mais vous : si votre peur, votre incertitude envers l'avenir, vos angoisses sont moins fortes, vous aurez moins envie/besoin de trouver une « béquille » pour vous rassurer. Bien sûr, tout cela est inconscient, et vous rétorquez sans doute « mais je n'ai pas peur du tout, je fume par plaisir ou parce que je suis accro ». D'accord, mais vous êtes devenu accro parce que la cigarette vous paraissait indispensable, d'une manière ou d'une autre, pour surmonter le quotidien. Et aujourd'hui, même si vous souhaitez vous débarrasser de cette mauvaise habitude, vous avez peur de ne pas y arriver parce que vous croyez toujours que le tabac vous tient la main pour vous soutenir au quotidien. Or, c'est exactement l'inverse qui est vrai. Les non-fumeurs traversent eux aussi des stress, et ils les surmontent sans tabac ! Le tabac n'est donc pas une aide, c'est vous qui CROYEZ que c'en est une.

Dans cette optique, nous sommes loin de l'aide à base de molécules chimiques, de patchs et autres substituts. On ne cherche pas un substitut, on veut ne plus avoir besoin d'aide – surtout une aide comme le tabac, non merci ! Non que les stress soient faciles à supporter, mais simplement, ce n'est pas en fumant que « ça ira mieux », ça, c'est certain !

Définir son mal-être pour ne plus trouver la cigarette intéressante

Pour savoir quelle fleur, donc quel élixir floral, pourrait vous épauler, lisez les mini-portraits psychologiques ci-dessous. Vous répondez probablement à plusieurs d'entre eux. Dans ce cas, alternez les fleurs, sans en prendre plus de 3.

Combien en prendre, et comment ?

Posologie « urgence SOS » : versez 3 gouttes de la fleur choisie directement sous la langue au moment où vous alliez allumer votre cigarette.

Posologie « traitement de fond » : dans un flacon compte-gouttes vide de 30 ml, versez 3 gouttes de la fleur choisie. Puis, remplissez le reste du flacon avec ¾ d'eau minérale et ¼ de vodka, de cognac ou de rhum (pour la conservation). Versez 3 gouttes de ce mélange plusieurs fois par jour, directement sous la langue ou bien dans un petit verre d'eau à siroter tranquillement en quelques minutes. Renouvelez 3 à 9 fois par jour : dès que vous avez besoin d'un « coup de pouce », prenez ainsi vos 3 gouttes. C'est votre « doudou ».

Remarques

- *Certaines fleurs reviennent dans différents portraits.* C'est normal, car une fleur couvre plusieurs aspects d'une personnalité. Il y a des chances, d'ailleurs, que vous « retombiez » plusieurs fois sur la même fleur. Par exemple, rien ne vous empêche d'être découragé ET abattu. Ô merveille, c'est la même fleur qu'il vous faut ! Dans ce cas, ne doublez pas les doses, c'est inutile. Prenez simplement votre Gentian, c'est tout.

- *Prenez vos fleurs de Bach à distance des repas.*
- *Versez-les directement dans votre bouche* (pas d'intermédiaire, surtout en métal), ou dans un verre d'eau.
- *Vos flacons de fleurs pures (« urgence SOS »)* se conservent très, très longtemps. En revanche, vos mélanges fleur + eau (traitement de fond) sont plus fragiles ; mieux vaut les laisser au frigo s'il fait chaud et/ou terminer le flacon dans le mois. Dans tous les cas, ne consommez pas si vous constatez un aspect trouble ou un goût bizarre.

Quelle fleur de Bach pour vous ?

Vous vous sentez…

➔ **Abattu**

Vous avez raté quelque chose, un examen ou autre rendez-vous important, et là, vous avez les « jambes coupées ». Pas sûr que le tabac vous aide à réussir, mais au moins, ça, allumer une cigarette, vous savez faire.

✿ *Gentian*

➔ **Jaloux**

Vous êtes jaloux, et du coup avez des pensées (seulement des pensées ?) violentes, agressives. Tout cela sur un fond de méfiance et de haine.

S'il pouvait arriver malheur à ceux que vous enviez, vous en tireriez une certaine satisfaction.

✿ *Holly*

➝ Nostalgique

C'est bien connu, c'était mieux avant. Avant quoi ? Avant votre séparation, divorce, licenciement, déménagement… ou même encore avant, lorsque vous étiez jeune, beau (belle), l'avenir devant vous. Bref, vous ruminez.

✿ *Honeysuckle*

➝ Seul, abandonné

Vous vous sentez abandonné, presque trahi, par vos proches. Vous avez en permanence besoin d'attention et comme c'est impossible, vous êtes frustré, donc vous en allumez une. Un petit caprice ?

✿ *Chicory*

➝ Manque de confiance

Vous vous sentez nul, en dessous de tout, pas à la hauteur. Vous passez votre temps à vous dévaloriser mais vous supportez mal les critiques dès lors qu'elles viennent des autres. La cigarette vous donne une certaine « prestance », en tout cas vous en avez l'impression.

✿ *Larch*

➜ Peur (objet réel)

Vous avez peur de tomber malade, d'attraper quelque chose, de perdre votre boulot, de l'orage… en tout cas peur de quelque chose de réel. Le tabac vous calme-t-il vraiment, ou au contraire pourrait-il entraîner une nouvelle peur, comme celle du cancer du poumon par exemple ?

✿ *Mimulus*

➜ Peur (objet imaginaire)

Vous avez peur sans raison, une angoisse sourde vous poursuit. Peut-être est-ce dû à votre extrême sensibilité, qui vous fait « ressentir » aussi les problèmes de vos proches. En tout cas, vous tournez en rond dans votre tête la journée ; la nuit, les cauchemars prennent les commandes. Vous essayez d'exorciser vos démons avec la cigarette, pourtant encore plus démoniaque !

✿ *Aspen*

➜ Seul, maltraité, déçu

Avec l'impression d'être le plus malchanceux du monde, Droopy, c'est vous. Dans tous les cas, c'est la faute des autres, surtout ce qui vous arrive. Ce n'est pas du tout parce que vous pleurnichez sans cesse, pensez-vous, quelle idée !

✿ *Willow*

➜ Déprimé à cause d'un deuil, d'une (très) mauvaise nouvelle

Vous avez perdu un être cher. Un proche ou, peut-être, un animal de compagnie auquel vous teniez très, très fort. Ou alors vous venez d'apprendre une terrible nouvelle et vous avez du mal à « l'avaler » (trahison, maladie, licenciement…). Le genre d'événement qui peut vous faire reprendre la cigarette là où vous l'aviez laissée, peut-être des mois voire des années auparavant. Dommage, réfléchissez bien avant de replonger ; aujourd'hui, cela vous paraît être la seule solution, mais demain, fumer sera un problème de plus à gérer. Prenez votre flacon de fleurs de Bach plutôt que votre briquet !

✿ *Star of Bethlehem*

➜ Découragé

Vous n'arriverez jamais à vous « en sortir », vous vous découragez très vite, tout paraît trop difficile. Alors fichu pour fichu, prenons donc une petite cigarette…

✿ *Gentian*

➜ Incapable de dire non

C'est votre problème n° 1 : vous ne savez tout simplement pas dire non. À personne. À la cigarette non plus, d'ailleurs.

✿ *Centaury*

➔ Peur des conflits

Vous acceptez tout par peur des conflits, des échanges agressifs. Bref, vous mettez en avant le fait que « vous êtes au-dessus de tout ça », mais en réalité c'est la crainte qui vous guide. Dans le fond, vous le savez et savez aussi que tout ça n'est pas très glorieux, mais que faire, à part prendre une cigarette ?

✿ *Agrimony*

➔ Vous êtes découragé d'être comme vous êtes, vous ne vous acceptez pas

Vous refusez peut-être votre apparence physique ou certains traits de votre caractère, en tout cas, derrière un écran de fumée, c'est toujours moins visible.

✿ *Larch*

➔ Vous vous occupez trop des autres, pas assez de vous

Et ce n'est pas en fumant que vous améliorez les choses !

✿ *Centaury*

➔ Refus

Vous n'êtes pas d'accord du tout avec quelqu'un, avec sa façon de traiter un dossier, de vous « répondre » en vous parlant mal ou encore avec ses opinions politiques. Plutôt que d'engager le dialogue, quitte à aller au clash, c'est tellement plus facile de fumer…

Vine

➔ Énervé

Vous vous énervez vite, vous en voulez souvent à la terre entière. Voisin bruyant, collègue peu souriante, piéton qui traverse n'importe où (alors que vous conduisez), automobiliste qui grille un feu rouge (alors que vous traversez), personne qui cherche à vous « doubler » à la caisse du supermarché ou au cinéma, si vous pouviez tirer dans le tas… La cigarette semble vous calmer, ne serait-ce que parce que pendant que vous fumez, vous êtes « occupé ».

Holly

➔ En boucle

Vous focalisez sur une situation, une chose qu'on vous a faite (ou que vous avez faite), un problème, une phrase, et vous tournez en boucle non-stop. Vous ne risquez pas de trouver une solution avec ce système de hamster dans sa roue. Plutôt que d'en sortir pour une issue constructive, ce qui demande de réfléchir autrement, pourquoi pas sortir son paquet de cigarettes, la réponse miracle se trouve certainement tout au fond…

White chestnut

➔ La même erreur, tout le temps

Vous faites toujours les mêmes erreurs car vous ne tirez aucune leçon des précédentes. C'est dommage parce que si vous vous posiez, vous pourriez identifier au moins le cheminement : pourquoi réagissez-vous ainsi, par peur de quoi ? D'être méprisé ? abandonné ? malpoli ? Cela vous paraît trop compliqué de répondre… en tout cas, plus compliqué que d'en griller une !

✿ *Chestnut bud*

➔ Aigreur

Vous êtes amer, aigri, principalement parce que vous ne vous sentez pas au centre de l'attention. Un vrai gamin. Puisque c'est comme ça, je vais fumer dans mon coin, na !

✿ *Heather*

➔ Impatient

Vous allez à un rythme que la plupart des autres ne suivent pas. Du coup, vous trouvez la lenteur du monde insupportable, ça vous crispe presque physiquement. Plutôt que d'aider « les lents » ou de les attendre tranquillement, il est plus intelligent de s'isoler pour fumer une cigarette. De toute façon ils sont tellement lents, tous…

✿ *Impatiens*

→ Éponge

Vous êtes une éponge à émotions, à sentiments, dominée par une compassion exagérée pour les autres. Tout ce qui leur arrive vous touche de plein fouet. Mais derrière son écran de fumée, la cigarette vous protège sûrement… ou pas. Toutes ces personnes « proches » auront-elles autant de compassion pour vous si un jour il vous arrive quelque chose ?

Red chestnut

→ Impossible de se concentrer

Vous êtes fatigué, et avez un mal fou à vous concentrer. Vous croyez, du coup, que fumer une cigarette vous aidera à vous recentrer sur votre travail/vos révisions. Il n'en est évidemment rien puisque le tabac est un pompeur d'énergie de premier ordre et qu'il abîme les neurones à la vitesse de la lumière.

Olive

→ Coupable

Vous vous sentez coupable d'une situation – deuil, rupture… – et sombrez tout doucement dans la dépression. Ce n'est pas le tabac qui risque de vous tirer de là.

Mustard

➔ La honte

Vous avez honte de votre corps, de vos kilos en trop, de vos boutons, de vos vêtements. Bref, de l'image que vous renvoyez. Entre nous, ce n'est pas avec le tabac que ça va s'améliorer, surtout sur le plan beauté de la peau, des dents, des cheveux. En revanche, en arrêtant de fumer, vous susciterez probablement au minimum un intérêt admiratif. C'est toujours mieux qu'avoir mauvaise haleine !

✿ *Larch*

➔ L'ennui

L'ennui vous taraude dès la paupière levée. Vous manquez totalement de motivation, le train-train vous étouffe, même le rituel d'allumer votre cigarette chérie vous fatigue, mais vous avez l'impression qu'il vous « aide à tenir ». Mais aide à tenir à quoi ? C'est pas une vie, de s'ennuyer comme ça : sortez-vous de là ! C'est au point que vous n'êtes même pas sûr d'arriver à faire votre boulot aujourd'hui. Et puis finalement, ce soir, vous constaterez que si… Mais demain ?

✿ *Hornbeam*

➔ Déséquilibré

Vous êtes tiraillé par des opinions contradictoires, des envies frustrées, des sentiments « bizarres ». Bref, vous sentez bien que vous n'êtes pas droit dans vos bottes, pas les pieds ancrés sur la terre, pas en équilibre. Tout est génialissime et l'instant d'après tout est horriblissime, vous changez d'avis toutes les 4 secondes, c'est compliqué de vous suivre... Vous-même avez du mal alors vous pensez vous poser 3 minutes en fumant cette énième cigarette. Mais vous avez sûrement remarqué que c'était super et en même temps pas super du tout, de fumer ?

✿ *Scleranthus*

L'hypnose : la méthode globale

La grande force de l'hypnose, concernant l'arrêt de la cigarette, est qu'elle ne s'intéresse pas qu'au corps. Elle prend en charge la composante inconsciente, émotionnelle et affective du besoin de fumer. Elle aide à « sauter le pas » ; à trouver l'énergie de transformer sa décision d'arrêter de fumer en acte. À condition d'être réceptif, c'est-à-dire motivé par cette aide à la désintoxication, on prend les choses en main pour réorganiser sa vie sans cigarette.

La séance n'a rien d'un show de magie ni d'une manipulation psychologique, il s'agit ici d'hypnose médicale, pratiquée par des médecins diplômés. L'hypnothérapie médicale est enseignée à l'université Pierre et Marie Curie, au CHU Pitié-Salpêtrière

Les aides à distance

Internet ne pouvait pas passer à côté de ce fléau, et les moyens d'aider le fumeur repenti y pullulent. Que ça soit par le jeu, les encouragements, ou encore une communauté à votre chevet, de nombreux sites s'appliquent à être à vos côtés dans cette lutte, et chacun peut y trouver le soutien qui lui convient le mieux. Le téléphone portable, permet ainsi de rester en contact avec ce coach virtuel, et donne accès à des applications (pour iOS, Android, BlackBerry…). Les programmes de santé publique, par exemple, prodiguent des conseils quotidiens par SMS, des messages audio et parfois vidéo… tout pour doper votre motivation !

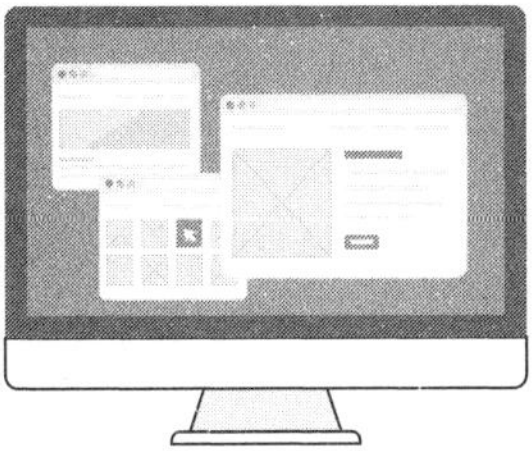

Les sites les plus complets

• **iCoach**

Porté par la Communauté européenne, ce site est accessible dans toutes les langues officielles de l'UE. Avec iCoach, pas question de laisser quiconque sur le bord de la route, le programme qu'il propose s'adresse aussi bien aux personnes peu, voire pas du tout, motivées pour s'arrêter de fumer qu'aux récidivistes potentiels. La promesse est tentante : le programme s'adapte à l'emploi du temps et aux objectifs du candidat à la désintoxication, et une communauté de personnes dans la même situation que soi est disponible pour échanger ses expériences.

www.stopsmokingcoach.eu

• **smoke-attitude**

Ce site est un tout-en-un. Il vous prend par la main avant même que vous décidiez de déclencher un plan d'attaque contre la cigarette et vous accompagne jusqu'à votre arrêt de la cigarette. Il est dynamique, on a envie de l'explorer. Il foisonne d'informations, de tests, de jeux, de conseils et propose un espace où échanger par mail avec d'autres gens qui suivent le programme je-commence.com du site. Il est particulièrement utile si la décision d'arrêter est encore douloureuse pour vous.

www.smoke-attitude.com

Les applications

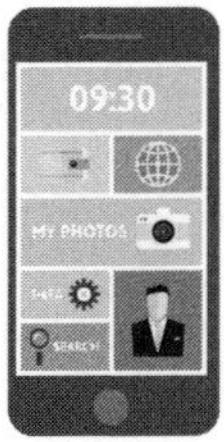

Qu'est-ce que l'on porte toujours sur soi ? Son téléphone, bien sûr. Les applications pour arrêter de fumer sont alors disponibles à tout moment, comme des coachs personnels de poche. Elles prennent toutes les formes, conseils, mini-jeux stimulants (un peu infantilisants parfois, mais ça occupe bien l'esprit)… Zoom sur nos préférées.

Les 4 meilleures applis iPhone

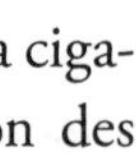

- **La plus coach : Stop tabac**

Mise en œuvre par des experts en tabacologie de l'Université de Genève, cette appli vous suit tout au long de votre démarche d'en finir avec la cigarette. Définition de votre profil, détection des principaux obstacles et conseils pour les lever… Puis, régulièrement, des messages de suivi ; les bénéfices que vous engrangez mis à jour et affichés sur la page d'accueil et une foule de moyens malins pour se remotiver. En cas d'urgence, joignez votre « parrain » (que vous aurez défini) et partagez vos réussites sur Facebook. Gratuit.

- **La plus ludique : Mon Coach personnel**

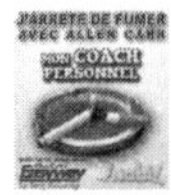

Souvenez-vous de ce livre, qui a jeté un pavé dans la mare de nicotine du monde entier : *La méthode simple pour en finir avec la cigarette.* Son auteur, Allen Carr en a vendu des millions. Il a provoqué un choc intellectuel chez de nombreux fumeurs invétérés qui ont pour certains cessé de fumer à la 30e page ! Les moins enthousiastes ont trouvé que le propos du livre tournait en rond, mais gloire à lui qui a pu convaincre des fumeurs de se désintoxiquer. Il existe donc aujourd'hui une application, débordant de petits jeux qui ont le mérite d'occuper l'esprit et les mains durant une pause non-fumeur. L'appli propose 14 petits jeux vidéo (plutôt Pac Man que Far Cry niveau graphisme) autour de la cigarette. Cette appli vous enverra vous battre contre un méchant monstre (la Nicotine). Plutôt rigolo. Prix : 2,39 euros.

- **La plus star : Club santé digital**

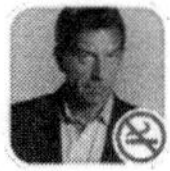

Dans cette application, le sémillant présentateur de l'émission TV **Club Santé** dispense un programme en vidéo pour soutenir ceux qui visent l'arrêt total du tabac. Tout le monde n'étant pas motivé de la même façon, on a la possibilité de choisir entre 3 versions : J'arrête de fumer, Je réduis et Je me prépare à arrêter. Conseils de nutrition au quotidien, quiz, bouton alerte… le programme est riche. Gratuit.

- **La plus étonnante : Résistabac**

Les candidats au sevrage sont ici encouragés et accompagnés à travers 7 fonctions. Étonnante, la fonction soufflomètre calcule vos capacités pulmonaires… par le micro de votre téléphone. Des points check-up évaluent les économies réalisées et les bénéfices santé acquis au fil des jours, et des options permettent de rester concentré sur sa lutte (alertes envies, « J'ai craqué »…). Gratuit.

- **La plus fidèle : Poumon Vert**

Comme son nom l'indique, cet outil aide à retrouver les poumons d'un non-fumeur. Il peut vous « suivre » pendant 15 ans et, régulièrement, affiche vos poumons schématisés qui s'éclaircissent de plus en plus, pour devenir à nouveau « propres », verts. Gratuit.

Les 5 meilleures applis Android

- **La plus communautaire : Quit Smoking, Cessation Nation.**

Si votre première motivation pour arrêter de fumer est d'épater la galerie, vous allez être servi. Ici, vous serez porté par la « Cessation Nation », une communauté de fumeurs abstinents qui se soutiennent les uns les autres. 17 millions de fumeurs auraient déjà profité de ce soutien pour se refaire une santé. L'appli étant américaine, vous en profiterez pour parfaire vos connaissances de la langue. Gratuit.

- **La plus gadget : Get Rich or Die Smoking**

Le message est clair, une fois traduit : « Devenez riche ou mourez fumeur. » Cette application allemande sans prétention s'attaque au nerf de la guerre : les sous ! Les candidats au sevrage postent l'usage qu'ils feront de l'argent économisé sur les cigarettes, cela peut aller du tour de Corse en voilier, au tout dernier iPhone, en passant par des idées totalement dingues. On s'y amuse, mais pas seulement : une foule de petits gadgets visuels affichent vos victoires sur le poison. Gratuit.

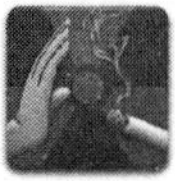

- **La plus complète : Quit Now**

Tous les outils possibles sont mis à contribution pour vous accompagner dans votre sevrage : calcul de l'argent économisé, du temps écoulé depuis que vous avez écrasé votre dernière cigarette, de vos progrès en matière de santé… et même des images de gencives nécrosées par l'usage du tabac pour les plus hésitants. Tout cela se passe en langue française, excepté dans la partie communautaire, où les échanges se font en anglais. Gratuit.

- **La plus sérieuse : Ex Smokers**

Ici, on ne plaisante pas avec la santé. Initiée par la Commission européenne à l'intention des millions de fumeurs européens, l'appli dispense des conseils préconisés par des experts en psychologie et en communication. Le programme ne force pas sur l'intimidation en exposant les risques encourus par ceux qui continuent à s'empoisonner, mais insiste plutôt sur le bien-être recouvré par ceux qui ont su arrêter. Des tests, des informations adaptées à chaque étape du sevrage… tout l'arsenal est là pour partir en guerre contre l'ennemi. Gratuit.

- **La plus terrifiante : Stop Smoking assistant**

La fin justifiant les moyens, cette application utilise la terreur et flatte votre cupidité pour vous encourager à arrêter de fumer. Une photo horrible évoque ce qui attend le fumeur et un compteur affiche les économies réalisées depuis l'arrêt du tabac. Gratuit.

La ligne téléphonique

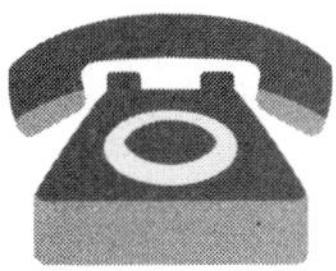

Prendre la décision d'arrêter de fumer et s'y tenir n'est pas rien, dialoguer peut faciliter grandement les choses. Particulièrement dans les moments délicats, où rien ne vaut les conseils d'un spécialiste à l'écoute.

- **Tabac info service.** 39 89 : en composant ces 4 chiffres, vous avez accès non seulement à des informations complètes, mais vous pouvez aussi être suivi par un tabacologue de l'équipe durant votre sevrage. Pour joindre cette oreille experte, il faut appeler le 39 89 afin de prendre rendez-vous. Vous choisirez le moment où vous voulez dialoguer avec le tabacologue, qui vous rappellera gratuitement. Le 39 89 est accessible du lundi au samedi de 9 heures à 20 heures, 0,15 euro la minute depuis un poste fixe hors surcoût éventuel de l'opérateur.

CHAPITRE 5

Ne pas prendre 10 kilos, c'est malin

Vous mangeriez bien tous les poissons de la mer (les baleines aussi), vous envisagez d'acheter tous les jambons qui pendent chez le charcutier en bas, et même fantasme chez le boulanger, etc. Bref, vous avez l'impression que votre estomac est grand comme deux Tour Eiffel et que trois ou quatre bus y logeraient sans trop de difficulté. C'est normal. La cigarette, traîtresse, agissait de différentes manières pour vous couper l'appétit.

Mais vous n'êtes pas plus bête qu'elle, et même, beaucoup plus malin. Parce qu'à chacun des points, vous allez trouver une parade et des aliments « amis » pour vous aider à passer le cap difficile des quelques semaines « sans ». Ensuite, tout redeviendra normal, vous récupérerez vos sensations faim/stop-faim naturelles, dont tout être humain est équipé en série à sa naissance.

Cinq millions d'entre nous succombent chaque année à ses méfaits. Pourtant, suicidaire, l'humanité continue à fumer. Une fois pris dans les filets du tabac, on a du mal à en sortir, en partie parce que le spectre du surpoids plane sur les fumeurs repentis. Résultat, bon nombre n'osent pas s'arrêter, voire reprennent la cigarette car ils ne parviennent pas à maîtriser leur poids. Pourtant, l'assiette peut encore une fois venir à votre secours : certains aliments « appellent » la cigarette, d'autres au contraire aident à espacer l'envie d'en griller une. Ne vous trompez pas ! Un conseil de base : des fruits et légumes à chaque repas, c'est obligatoire !

Ma petite liste d'aliments conseillés

✓ Bette (ou blette)
✓ Betterave
✓ Choux
✓ Courgette
✓ Épinard
✓ Mâche
✓ Légumes secs : lentille, haricot sec, pois chiche...

- ✓ Fruits et légumes frais (tous, crus et cuits) à volonté)
- ✓ Agrumes en général (surtout citron)
- ✓ Avoine en flocons
- ✓ Céréales complètes : pain complet, farine complète, pâtes complètes, riz brun…
- ✓ Spaghettis *al dente*
- ✓ Bœuf (en tartare ou carpaccio)
- ✓ Poisson blanc ou gras (maquereau, saumon…), de préférence en tartare ou carpaccio, ou peu cuit
- ✓ Volaille
- ✓ Eau minérale naturelle riche en magnésium (type Hépar, Vittel, Contrex)

Mes grignotages malins quand l'envie d'en griller une se présente

- ✓ *Salé :* bâtonnets de carotte, radis, tomates cerises, fleurette de chou-fleur
- ✓ *Sucré :* fruits frais à croquer, fruits secs mélangés : amande, raisin, figue
- ✓ *Pastilles à la menthe*

Ou alors : brossez-vous les dents !

Ma petite liste d'aliments déconseillés (ils « appellent » la cigarette)

- Barre chocolatée
- Pain blanc (baguette de médiocre qualité, pain de mie et de campagne…)
- Pâtes trop cuites
- Riz précuit ou cuisson rapide
- Sucre, sucreries
- Soda et autres boissons sucrées, même avec du faux sucre (édulcorant)
- Alcool
- Boisson acide (surtout Coca, café, jus de fruits, bière), particulièrement si vous mâchez des gommes à la nicotine pour aider au sevrage : l'acidité les rend inefficaces, incitant à fumer encore plus !

Nos conseils malins pour ne pas prendre 10 kilos

1. Avalez 2 petites cuillères d'huile d'olive avant chaque repas. Loin de vous « plomber » et de faire exploser vos apports caloriques, c'est au contraire une excellente façon de ralentir les contractions de votre estomac, exactement comme le faisait la cigarette. Or, puisque vous arrêtez de fumer, ces contractions reviennent plus souvent, c'est l'une des raisons pour lesquelles vous avez faim plus souvent. En plus, l'huile d'olive booste votre CCK (hormone coupe-faim). Conclusion : manger un petit peu d'huile d'olive (bonne pour la santé et la beauté), c'est l'assurance de moins se jeter sur des « cochonneries » autrement plus caloriques et nettement moins amicales pour le cœur et la peau. Vous n'êtes pas obligé d'avaler votre « potion » à la petite cuillère, en pinçant le nez ; rien ne vous empêche de verser votre huile sur une tomate, quelques feuilles de salade ou même un morceau de pain. Ça change tout, n'est-ce pas ?

2. Ne supprimez surtout pas le gras. Sous prétexte que vous ne voulez pas prendre 10 kg, vous songez à réduire au maximum le gras avalé. Mauvais calcul. Évidemment, si vous avez l'habitude de consommer 2 plaquettes de beurre et 6 brownies par jour (en plus du reste), il va falloir revoir tout cela. Mais attention à ne pas descendre trop bas votre curseur « lipides ». Le gras est un support de saveur, il permet donc de mieux profiter des aliments (prendre plus de plaisir), ce qui est important pour manger moins.

3. Buvez une petite gorgée de lait. Le tabac a (encore plus) mauvais goût si votre bouche est tapissée de lait, alors que l'alcool, les sodas ou les jus (de fruits, de légumes) incitent au contraire à en griller une.

4. Consommez un aliment riche en tyrosine par repas. Banane, amande, avocat, graines, haricots rouges ou blancs… à vous de voir, mais n'oubliez pas de faire le plein régulièrement de ces aliments riches en tyrosine, un acide aminé précieux pour l'humeur. Ils boosteront votre taux de dopamine. Cependant, attention, ils sont également caloriques, donc allez-y doucement, c'est plus prudent !

5. Cap sur l'avoine. Un de ses composants réprime le besoin de nicotine. Pourquoi pas des flocons d'avoine au petit déjeuner certains matins, avec du lait (d'amande, c'est encore mieux), un peu de sucre et de cannelle, le tout à frémissements 2 minutes (ou alors 1 minute au micro-ondes). Garantie zéro faim dans la matinée, et zéro envie de fumer.

6. Les épinards rendent plus musclés… face à la nicotine. Les substances alcalines des épinards remettent cette même nicotine en circulation, permettant de tenir plus longtemps avant d'avoir à nouveau envie de fumer. Les poissons blancs, les volailles, les œufs, les fruits et les légumes, l'huile d'olive produisent le même effet, à l'inverse des aliments acidifiants (viande, pâtes, fromages…) qui, eux, l'évacuent plus rapidement.

7. À chaque repas, mangez une belle quantité de légumes colorés. Piochez surtout parmi les rouges (tomate, poivron), verts (haricot, épinard, brocoli), violets (aubergine) et oranges (potiron, carotte). Ces couleurs viennent des pigments des légumes, et ces pigments sont d'excellents antioxydants. Lorsqu'on arrête de fumer, on a besoin d'une grande quantité d'antioxydants car : 1) les cigarettes que l'on continue de fumer sont toujours extra-oxydantes, 2) certaines molécules naturelles antistress, fabriquées par le corps, sont facilement oxydées : les antioxydants leur permettront de garder leur fonction plus longtemps et, vous, le sourire.

8. Mangez des graines, des légumes, des noix et des légumineuses. Ils (surtout les deux premiers) renferment de la phénylalanine, un acide aminé qui augmente le taux de dopamine. En plus, la phénylalanine est très légèrement laxative, une propriété généralement appréciée.

9. Méfiez-vous du café. La caféine ne se comporte pas de la même façon dans l'organisme si vous fumez ou non. Si vous êtes en cours de sevrage tabagique, méfiance. Caféine + nicotine = couple infernal. La seconde accélère l'assimilation de la première et pousse à reprendre « un petit noir » assez rapidement. Cela signifie qu'en l'absence de cigarette, la caféine va rester plus longtemps dans votre sang, vous rendant peut-être plus nerveux, voire anxieux, là où le tabac réduisait son impact. En plus, si vous aviez l'habitude de faire une pause-café/cigarette, il vous sera difficile de dissocier les deux. Remplacez le café par du thé, c'est plus prudent (et plus sain). Pour ceux qui ne peuvent se passer de leur petit café, optez pour un déca.

10. Évitez les aliments appauvris en vitamines, oligo-éléments, antioxydants… C'est le cas des produits raffinés (farine blanche, pâtes blanches…), des plats préparés, de toute la nourriture « industrialisée ». Ces aliments ne sont pas vos amis : ils nourrissent « mal », font grossir et perturbent les échanges entre les neurones, donc participent aux sautes d'humeur. Votre corps est un vrai corps, donnez-lui de vrais aliments, pas des trucs comestibles mais privés de « bons » nutriments naturels et bourrés d'additifs pour compenser.

11. Adoptez l'alimentation IG (index glycémique). Arrêter de fumer perturbe la glycémie (taux de sucre dans le sang), car la nicotine maintenait artificiellement cette glycémie relativement haute : vous n'aviez pas faim. Privé de nicotine, votre corps doit se réorganiser pour retrouver un cycle glycémique physiologique. Pour l'aider (et ne pas grossir comme un bibendum), il est indispensable de ne pas faire d'erreur glycémique, c'est-à-dire de ne pas consommer d'aliments susceptibles de provoquer des pics glycémiques (très hauts suivis de très bas), lesquels conduisent directement aux célèbres fringales et, donc, à la prise de poids. En résumé, forcez sur les protéines et diminuez les sucres, surtout « rapides » (bonbons et confiseries, pain blanc, riz et pâte à cuisson rapide...). Voici un petit tableau pour se repérer facilement.

Aliments conseillés	Fréquence et quantité	Commentaires
Poisson	4 à 5 fois par semaine	Toujours « nature », assaisonnez avec du jus de citron, des fines herbes, des épices.
Viande	1 à 2 fois par semaine	En carpaccio, en tartare ou grillé. Pas de sauce !
Œuf	1 à 2 par semaine	Durs ou à la coque.
Jambon	1 à 2 fois par semaine	Cuit ou cru (éliminez le gras, « blanc »).
Légumes frais	À volonté, au déjeuner et au dîner	Crus (salade, tomate, concombre…) et cuits vapeur, à l'eau, mijotés, au wok.
Légumes secs	3 c. à s. cuits	Un petit peu de beurre, sel et poivre pour assaisonner.
Céréales complètes, riz basmati ou brun, pains spéciaux du boulanger (intégral, complet, multicéréales)	Toutes, raisonnablement.	Évitez les aliments à base de céréales raffinés (pâtes blanches, riz blanc hors basmati, céréales du petit déjeuner, etc.). Dans une assiette, comptez ¼ de céréales et ¾ de légumes verts.

Aliments conseillés	Fréquence et quantité	Commentaires
Fruits frais	3 par jour, soit 1 à chaque repas (ou 1 heure avant ou après)	Frais ou surgelés, nature. Évitez les boîtes.
Produits laitiers	1 à 2 portions maximum par jour	De préférence yaourt, fromage blanc maigre, fromage frais, de chèvre ou de brebis. Évitez les produits laitiers gras et/ou sucrés (aromatisés, etc. même dits « sans sucre »).
Boissons	Eau et thé vert à volonté	Pressez ½ citron dans l'eau si vous aimez.
Douceurs	Chocolat noir	2 à 4 carrés par jour.

12. Maîtrisez l'IG, vous maîtriserez votre poids. L'index glycémique n'est pas fixe. Il s'élève ou s'abaisse sous l'influence de différents facteurs. Pour arrêter de fumer sans passer de la taille 38 à 46, mieux vaut éviter tout ce qui augmente l'IG et privilégier tout ce qui l'abaisse.

Ce qui élève l'IG ou stimule la sécrétion d'insuline ☹

- *L'alcool à jeun.* Par exemple l'apéritif, surtout sucré (kir).
- *La caféine.* Par exemple le café, la glace au café, le Coca-cola.
- *La cuisson.* Par exemple l'IG des pommes cuites est plus élevé que celui des pommes crues.

- *La surcuisson.* Par exemple les pâtes très cuites, collantes, gluantes, le riz agglutiné.
- *Le raffinage.* Par exemple les céréales raffinées (farine blanche, riz blanc) ont un IG plus élevé que les complètes (farine complète, riz brun).
- *Les traitements industriels* quels qu'ils soient. Par exemple les aliments tout prêts ou ayant subi une cuisson à haute température, extrusion, etc. tels que les biscuits apéritifs, la purée en flocons, les plats préparés ou les corn-flakes.
- *Rouler un aliment dans la farine ou la panure* (les deux ont un IG élevé). Par exemple mieux vaut une escalope qu'une escalope panée.
- *La pauvreté des repas* – d'un point de vue qualitatif. Par exemple lorsqu'il y a peu de fibres, de minéraux, de vitamines, de protéines.

- *La forte teneur en calories d'un repas.* Par exemple plus un repas est riche, plus il élève la glycémie, quelle que soit sa composition.
- *La forme liquide ou molle.* Par exemple les boissons (sodas, jus de fruits), la soupe (l'IG d'un velouté de lentille est plus élevé que celui d'un plat de lentilles) ou la purée (l'IG de la purée de pommes de terre est plus élevé que celui des pommes de terre entières).
- *Manger un aliment à IG élevé seul,* sans rien d'autre. Par exemple descente dans un paquet de Dragibus ou attaque sauvage de la moitié de la baguette de pain entre la boulangerie et la maison.
- *Manger vite et beaucoup.*

Ce qui abaisse l'IG ☺

- *Les aliments renfermant des composants « anti-IG élevé ».* Par exemple la cannelle, le cari et le chili, trois épices à utiliser le plus souvent possible, mais aussi le thé (vert ou noir) et les herbes (persil, ciboulette, aneth, coriandre…).
- *Les aliments acides.* Par exemple le citron, le jus de citron, le vinaigre, le levain – choisir du pain au levain naturel plutôt qu'à la levure.
- *Tous les fruits et légumes,* surtout certains d'entre eux. Par exemple les brocolis, les

oignons, les pommes, les lentilles, les pois chiches et les haricots secs.

- *Un verre de vin rouge* au milieu du repas (ne pas dépasser 2 à 3 verres par jour, grand grand maximum).
- *Manger cru.* Par exemple en commençant toujours ses repas par des crudités.
- *Laisser refroidir un plat cuit.* Par exemple en préparant des salades de pâtes ou de riz.
- *Laisser rassir un peu le pain.* Plus il est frais, plus son IG est élevé.
- *Ajouter un aliment protéique.* Par exemple pommes de terre + œuf, ou jambon, ou poisson plutôt que pommes de terre seules.
- *Ajouter du gras.* Par exemple le chocolat ou les biscuits ont un IG plus bas que celui du sucre ou d'un bonbon.
- *La texture dure.* Par exemple une carotte crue, « dure » a un IG plus bas qu'une cuite, « molle ».
- *Des aliments différents au cours d'un même repas.* Par exemple riz + légumes + steak = IG bas, grosse platée de risotto = IG élevé.
- *Mélanger un aliment à IG élevé au milieu d'autres aliments, à IG bas.* Par exemple un petit peu de riz blanc au milieu d'épinards et de tomate provençale.
- *Manger lentement.*

1 journée type de menus malins « stop tabac »

Petit déjeuner
Flocons d'avoine + lait (ou lait de soja) + cannelle, + 1 banane coupée en tranches dedans, 1 thé Earl Grey sans sucre
Déjeuner
Huile d'olive + pain, salade de haricots rouges + poivrons, carpaccio de bœuf, salade verte à volonté, salade de fruits frais, chocolat noir (1 carré)
Goûter
Noix et fruits secs (une petite poignée en tout), citron chaud (citron pressé + eau chaude + miel)
Dîner
Huile d'olive + pain, tomate-mozza, pavé de saumon + épinards, 1 yaourt nature, chocolat noir (1 carré)

CHAPITRE 6

Cette semaine, j'arrête de fumer

Voilà une semaine drôlement maligne, pas du tout comme les autres puisque vous allez poser la première pierre pour arrêter de fumer. Le principe est très simple : zéro cigarette pendant toute la semaine. Donc, il faut vous occuper les mains, la tête et les pieds. Et vous caler l'estomac avec des choses belles et bonnes, qui ne laisseront aucune chance aux fringales. Comme ce n'est pas le bagne, gardez toujours à portée de main des amandes et fruits secs (mais calibrez bien 1 poignée l'après-midi, maximum) + des chewing-gums sans sucre (marque et arôme à votre convenance, nous vous recommandons menthe) + 1 grande bouteille d'eau ou une

Thermos remplie de thé à la menthe, d'infusion de gingembre ou de verveine nature.

Ce programme malin démarre un samedi car nous nous sommes glissées dans la peau du fumeur, et de la fumeuse, qui a un job fixe à l'extérieur et jouit de ses week-ends. Ces deux jours (en principe) moins stressants, permettent d'installer les bons gestes du programme tout en attaquant de front le sevrage. Si cet emploi du temps ne s'accorde pas avec le vôtre, faites votre programme personnel, en piochant des activités, menus, conseils dans les différents jours proposés. Le principe reste de traiter l'ennemi par le mépris, en se faisant plaisir.

Ne faites pas l'impasse sur les infusions, leurs vertus sont particulièrement bienvenues ici. N'hésitez pas les alterner pour profiter des différents bienfaits ou pour changer de goût. Les infusions bio sont préférables, mais les sachets de camomille ou de tilleul du supermarché feront l'affaire.

Idéalement, procurez-vous les 10 huiles essentielles préconisées ici : menthe poivrée, myrte vert, lavande officinale, bergamote, camomille noble, ylang-ylang, romarin, giroflier, cèdre. Mais si cela vous semble trop, 2 restent incontournables : l'huile essentielle de lavande officinale, antistress, et la menthe poivrée, pour ne pas s'éparpiller (elle favorise la concentration). Et pour celle qui vous accompagne sous la douche, l'essence de citron est une parfaite candidate, elle apporte tonicité et aide à la minceur.

Reportez dans les zones prévues votre (vos) fleur(s) de Bach et votre (vos) tube(s) homéo sélectionnés.

SAMEDI

Lever

- Buvez un grand verre d'eau.
- Ouvrez les fenêtres en grand pendant au moins 15 minutes.

Stimulation points réflexo « no stress »

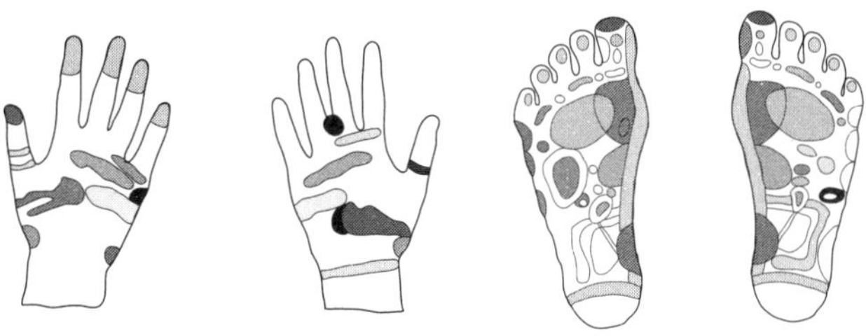

Aides 100 % malin

Mes fleurs de Bach (voir p. 82)	
Mes granules homéo (voir p. 73)	

Mon petit déjeuner

- Thé nature, sans sucre ni lait
- 3 tranches de pain complet (acheté en boulangerie) + beurre (ou mieux : purée d'amande) + confiture ou miel
- 1 kiwi ou 1 orange

Brossage de dents immédiat.

Douche réveille-matin

Dur avec les restes de sommeil, mais doux avec la peau, ce mélange aide à démarrer du bon pied. Versez 1 goutte d'huile essentielle de menthe poivrée et 1 goutte d'essence de citron dans votre dose de gel douche habituel. Mélangez avec le doigt. Appliquez le tout sur peau humide, massez légèrement, puis rincez.

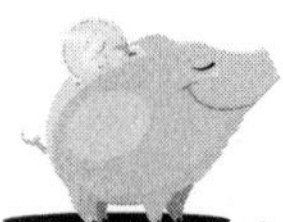

N'oubliez pas de mettre votre obole au pot : autour de 3,25 euros si vous fumez habituellement ½ paquet par jour, 6,50 euros pour 1 paquet… bref, votre budget cigarettes du jour ira alimenter votre tirelire. Rendez-vous en fin de semaine pour faire les comptes…

Ma collation

Green smoothie (recette dans le supplément offert, voir p. 208)

Activités physiques

Bougez un peu : si vous avez l'habitude de vous balader, pourquoi ne pas vous dépasser en alternant marche tranquille et marche soutenue ? Si votre activité physique se résume à une sieste, faites-vous violence, montez au moins 4 étages à pied, ou l'équivalent, en boudant l'ascenseur des grands magasins, du métro, au bureau, dans votre immeuble…

Stimulation points réflexo « stop-tabac »

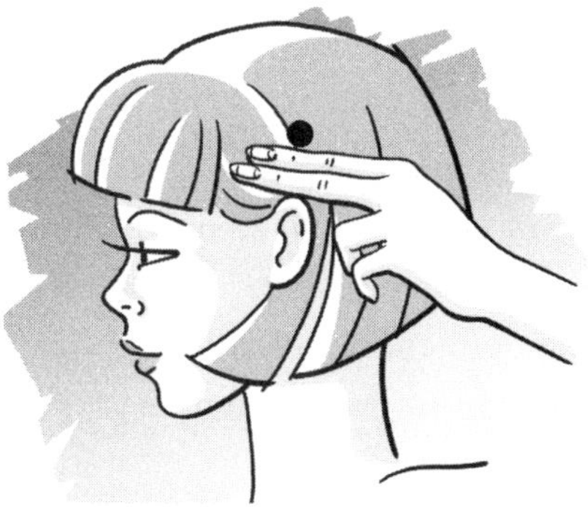

Aides 100 % malin

Mes fleurs de Bach	
Mes granules homéo	

Mon déjeuner

- Mâche aux noix
- Chili con carne (viande hachée + haricots rouges)
- Fromage blanc à la cannelle
- Thé vert à la menthe nature + 1 petit carré de chocolat noir

Brossage de dents immédiat.

Activités physiques

C'est le week-end : tout le monde à la piscine. Si elle est extérieure et que le temps le permet, c'est encore mieux ! Et si vous avez la chance d'être au bord de la mer, marchez le long de la plage, dans l'eau jusqu'aux mollets.

Ou : ménage, 2 heures de balade (shopping, parc…), vélo…

Pause aroma

Déposez sur un mouchoir 1 goutte d'huile essentielle de lavande officinale et 1 goutte d'huile essentielle de menthe poivrée. Respirez profondément 2 à 3 fois dans la journée.

Ma collation, si petit creux

- 1 poignée d'amandes et fruits secs (abricots, figues…)
- 1 infusion de basilic

Fin de journée ludique : jeux, lecture, facebook…

Jouez avec nous aux mots mêlés !

Envie d'en griller une ? Prenez plutôt un crayon et rayez tous les mots de cette grille ☺

tabac fumer rides cancer bronchite argent esclavage poumons kilos stress cafe briquet feu nicotine megot light brun sombre chocolat havane cigarette cigare pipe chique culpabiliser cendrier toux fatigue acne depression maladie mort fracture anxiete langue odeur fumee incendie sexe cheveux peau dents haleine cardiovasculaire

C	B	R	O	N	C	H	I	T	E	E	Y	Y	M	P
N	F	A	T	I	G	U	E	Ç	S	E	D	I	R	O
E	D	C	U	L	P	A	B	I	L	I	S	E	R	U
T	N	E	H	E	R	U	T	C	A	R	F	N	A	M
T	Y	U	S	T	I	U	H	S	X	Z	X	I	T	O
E	C	Ç	R	C	D	D	S	O	S	X	O	C	H	N
R	E	L	T	B	L	E	N	O	U	P	D	O	G	S
A	N	E	A	T	E	A	P	E	M	A	E	T	I	T
G	D	U	L	A	L	T	V	R	C	B	U	I	L	E
I	R	G	O	B	P	E	E	A	E	N	R	N	R	U
C	I	N	C	A	H	J	A	I	G	S	I	E	F	Q
Q	E	A	O	C	U	A	E	P	X	E	S	U	T	I
M	R	L	H	S	S	E	R	T	S	N	M	I	R	R
O	W	M	C	M	A	L	A	D	I	E	A	P	O	B
B	E	F	A	C	I	G	A	R	E	O	N	B	M	N

Stimulation points réflexo « stop-tabac »

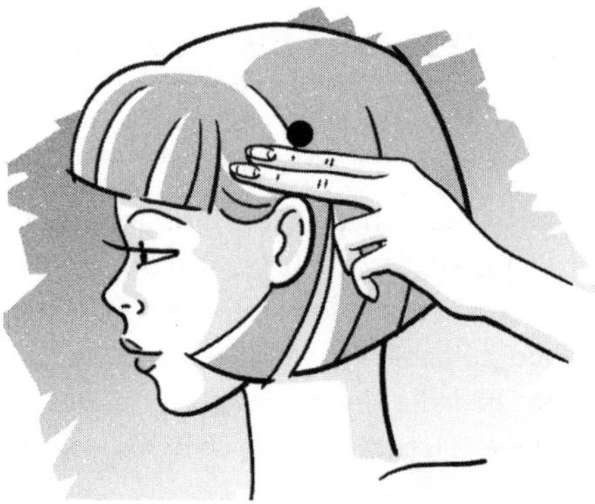

Aides 100 % malin

Mes fleurs de Bach	
Mes granules homéo	

Mon dîner (entre amis… ou pas)

- Apéro : jus de gingembre (recette dans le supplément offert, voir p. 208)
- Bâtonnets de crudités + sauce houmous
- Soupe miso (recette dans le supplément offert, voir p. 208)
- Carpaccio de Saint-Jacques (recette dans le supplément offert, voir p. 208) + salade de lentilles aux échalotes
- Compote tiède vanille cannelle

Infusion verveine nature + 1 petit carré de chocolat noir

Brossage de dents immédiat.

Soirée

- Balade ou activité entre amis, ou lecture, ou bain – calme.

Diffusez le mélange *Aroma c'est malin* (voir p. 71) pendant 10 minutes.

Automassage bonne digestion : allongez-vous sur le dos, jambes fléchies. Versez un peu d'huile d'amande douce dans le creux de votre main, puis réchauffez-la en frottant vos mains l'une contre l'autre. Massez tout le ventre en formant des cercles dans le sens des aiguilles d'une montre, main légère pour commencer. Progressivement, augmentez la pression, toujours en mouvements circulaires.

Coucher

1 tisane de tilleul : jetez ½ cuillère à café de tilleul dans 25 cl d'eau bouillante. Laissez infuser 10 minutes puis filtrez. Buvez tranquillement avant de vous coucher.

DIMANCHE

Lever

- Buvez un grand verre d'eau.
- Ouvrez les fenêtres en grand pendant au moins 15 minutes.

Stimulation points réflexo « no stress »

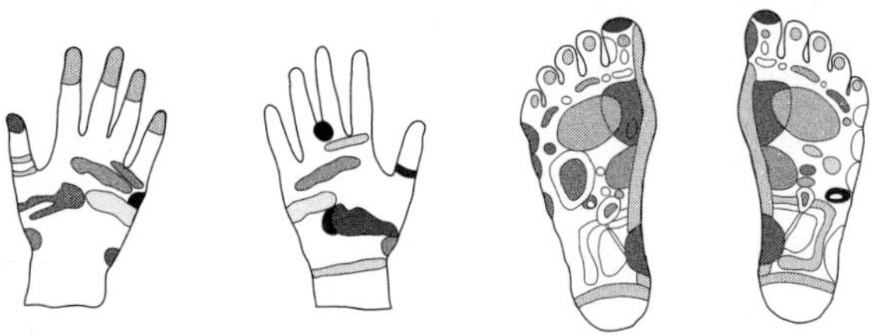

Aides 100 % malin

Mes fleurs de Bach	
Mes granules homéo	

Mon petit déjeuner

- Thé nature sans sucre ni lait
- 3 tranches de pain complet
- 2 œufs (à la coque, durs)
- 1 part de fromage
- 1 poire

Brossage de dents immédiat.

Douche tonique

Versez 2 gouttes d'essence de citron dans votre dose de gel douche habituel. Mélangez avec le doigt. Appliquez le tout sur peau humide, massez légèrement. Terminez par un jet tiède sur les jambes : démarrez sur la cheville et pendant 1 minute remontez le long de la cuisse vers les hanches en formant des petits cercles. Ensuite, dirigez le jet d'eau froide (vous vous êtes habitué, là !) sur la plante du pied et remontez durant 1 minute le long du mollet jusqu'aux fesses. Changez de jambe.

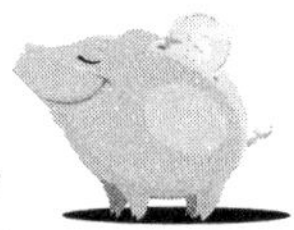

Passez par la case tirelire : 3,25 euros en moyenne, si vous fumez 10 cigarettes par jour… on vous laisse faire le calcul si, traditionnellement, vous fumez plus (ou moins) le dimanche.

Ma collation

- 1 thé
- 2 carrés de chocolat noir

Activités physiques

C'est dimanche, faites une grande balade tranquille de 2 heures au grand air, à pied ou à vélo. Si vous restez à la maison, cherchez une activité de remplacement : un coup de peigne au jardin ou aux balconnières, une chasse au trésor avec les enfants… et il doit bien y avoir des rangements en souffrance !

Stimulation points réflexo « stop-tabac »

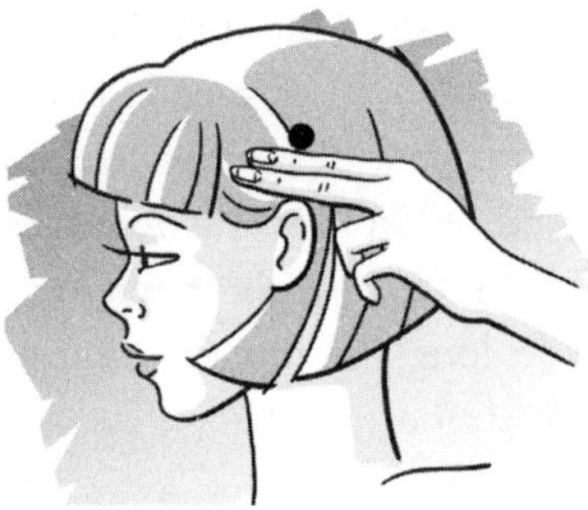

Aides 100 % malin

Mes fleurs de Bach	
Mes granules homéo	

Mon déjeuner

- Carottes râpées grossièrement + vinaigrette légère
- Poulet aux herbes + pommes de terre vapeur à l'huile d'olive + tomate provençale
- Tarte fine aux pommes
- 1 thé vert au jasmin nature + 2 carrés de chocolat noir

Brossage de dents immédiat.

Activités physiques

Allez courir dans les feuilles mortes, marcher au bord du lac, traînez la petite famille jusqu'au bois voisin, redécouvrez votre ville, partez au vide-greniers à vélo… bougez !

Pause aroma

Toux du fumeur ? Versez 2 gouttes d'huile essentielle de myrte vert sur un mouchoir à respirer à chaque crise. Ça l'arrête net !

Ma collation, si petit creux

- 1 poignée d'amandes et fruits secs (abricots, figues…)
- 1 thé nature

Fin de journée loisirs créatifs

Fabriquez votre badge

Affichez votre nouveau statut de non-fumeur, fabriquez des badges.

Il vous faut : du carton fin et rigide (boîte de céréales), de la colle néoprène, des ciseaux, du vernis-colle, des épingles à nourrice ou des attaches de broches, un feutre.

- Découpez dans le carton un rond de la dimension souhaitée. Collez du papier clair par-dessus. Écrivez votre message au feutre en vous appliquant (fumer rend blonde, arrêter de fumer rend belle...). Étalez au pinceau une couche de vernis-colle et laissez sécher le temps indiqué sur l'emballage.

- Déposez une couche de colle sur le dos du badge et sur l'attache. Patientez 2 minutes avant de fixer l'attache bien centrée sur le dos du badge en pressant fort. Laissez sécher.

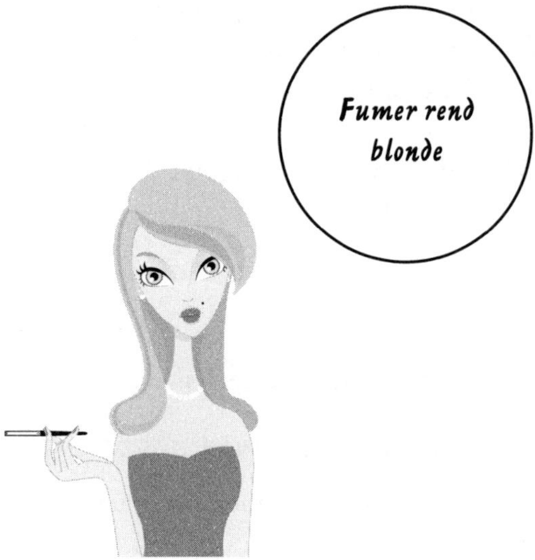

Jouez avec nous aux rébus

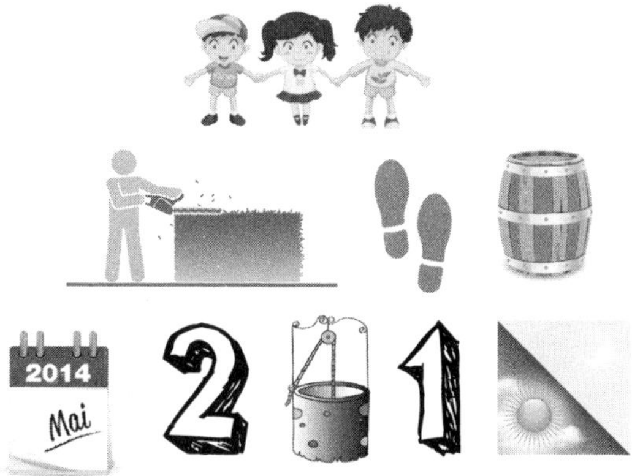

Solution du rébus p. 190

Stimulation points réflexo « no stress »

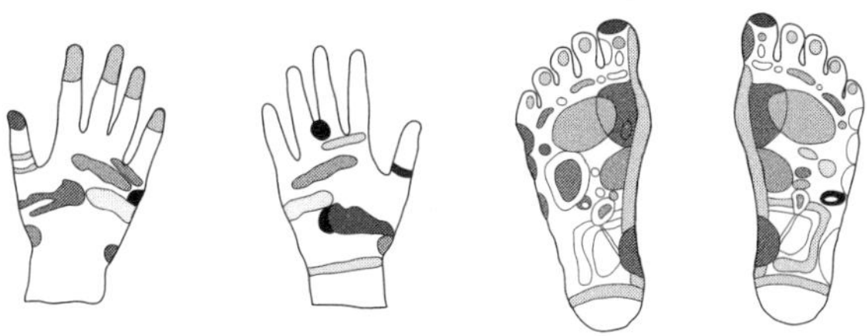

Aides 100 % malin

Mes fleurs de Bach	
Mes granules homéo	

Mon dîner

- Salade de lentilles
- Escalope de dinde + courgettes à l'ail doucement revenues à la poêle dans l'huile d'olive
- 3 tranches d'ananas frais
- 1 infusion verveine nature + 1 carré de chocolat

Brossage de dents immédiat.

Soirée

- Préparez votre déjeuner de demain : pas question de se laisser entraîner dans un repas « appel de la clope » ; une lunch box bien équilibrée est votre meilleure alliée.
- Film, lecture, ou bain – calme.
- Diffusez 6 gouttes d'huile essentielle de lavande officinale dans votre chambre à l'aide d'un diffuseur, pendant 10 minutes.
- Massages points réflexe si nécessaire.

Coucher

- 1 tisane de camomille : jetez 2 têtes de camomille dans 25 cl d'eau bouillante. Laissez infuser 10 minutes puis filtrez. Buvez tranquillement avant de vous coucher.

LUNDI

Lever

- Levez-vous du pied droit et buvez un grand verre d'eau.
- Ouvrez les fenêtres en grand pendant au moins ¼ d'heure.

Stimulation points réflexo « no stress »

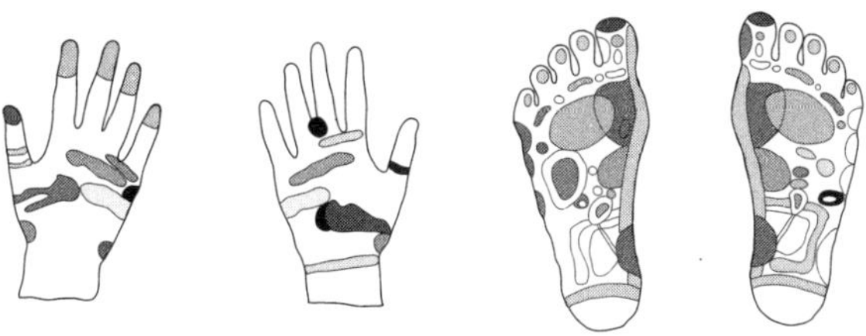

Aides 100 % malin

Mes fleurs de Bach	
Mes granules homéo	

Mon petit déjeuner

- Thé sans sucre ni lait
- 2 kiwis
- 1 bol de céréales complètes + lait de soja

Utilisez une eau riche en magnésium et calcium pour votre thé.

Brossage de dents immédiat.

Préparez votre Thermos d'infusion. Vous la siroterez tout au long de la journée. Au choix : thé à la menthe, gingembre ou verveine nature.

Douche détox

Juste avant de prendre votre douche, enfilez le gant de crin et dessinez des petits mouvements circulaires sur peau sèche en partant des chevilles et en remontant vers le cœur afin d'activer la circulation pour faciliter l'élimination des toxines. Les plus courageux termineront leur douche par un jet d'eau bien fraîche, au moins sur les jambes.

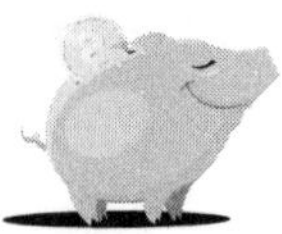

Avant de partir, hop ! nourrir la tirelire. Ajoutez-y votre budget cigarettes du jour (oui, vous avez le droit d'agiter le cochon pour vous régaler à l'avance de ce que vous allez vous offrir en fin de semaine !).

Gym au bureau

Jambes et abdos. Assis à votre bureau, posez les mains de chaque côté de votre siège, épaules et dos bien droits. En inspirant profondément, soulevez vos jambes jointes verticalement et gardez-les parallèles au sol 5 à 10 secondes en bloquant votre respiration. Revenez à la position de départ en expirant longuement. Reposez-vous quelques secondes puis recommencez l'exercice une dizaine de fois. Il vous permet de muscler en douceur vos jambes et vos abdominaux. Ça tiraille ? Pensez aux grands effets que ce petit effort répété va avoir sur votre énergie : un corps tonifié, déstressé et qui ne compte plus sur la cigarette pour s'apaiser.

Ma collation

1 pomme

Stimulation points réflexo « stop-tabac »

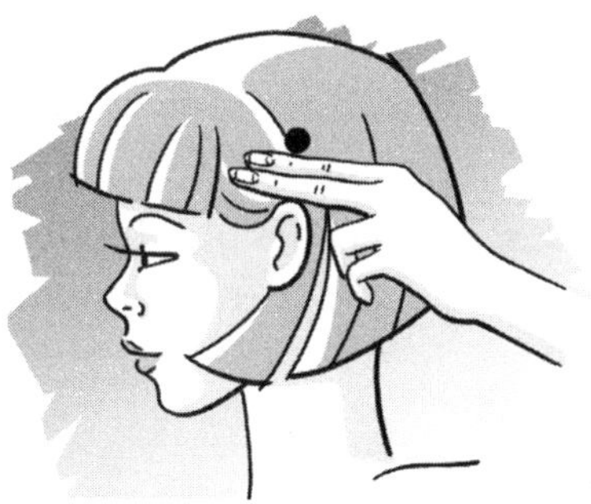

Aides 100 % malin

Mes fleurs de Bach	
Mes granules homéo	

Mon déjeuner

- Salade d'endives + noisettes concassées + fines herbes + huile d'olive
- Saumon + épinards + riz basmati
- 1 pomme au four

Brossage de dents immédiat.

Faites une petite balade digestive d'au moins ½ heure pour fuir les intoxiqués. Vous reviendrez l'esprit aéré, bien plus performant pour l'après-midi.

Exercice respiratoire

Placez-vous dans l'encadrement d'une porte, et saisissez les bords latéraux en dessous du niveau des épaules. Penchez le buste lentement vers l'avant, le dos bien droit jusqu'à ce que vos bras soient tendus. Tenez la position 1 minute. Inspirez lentement, et expirez en ouvrant largement vos épaules.

Diffusion aroma

Procurez-vous un diffuseur clé USB à brancher sur votre ordinateur : versez 1 ou 2 gouttes d'huile essentielle de menthe poivrée sur la petite plaque. La menthe vous aidera à mieux vous concentrer.

Ma collation, si petit creux

2 abricots secs + 2 figues + 5 amandes

Exercice de relaxation

Posez le bout de l'index et du majeur de chaque côté du front sur les tempes. En exerçant une légère pression, faites de petits cercles d'avant en arrière sans bouger le bout des doigts : c'est la peau qui doit bouger légèrement. Pratiquez cet automassage pendant 5 minutes en inspirant et expirant profondément.

Retour à la maison

En voiture : versez 2 gouttes d'huile essentielle de lavande officinale dans votre diffuseur voiture et diffusez pendant votre trajet.
Transports en commun : versez 1 goutte d'huile essentielle de lavande officinale sur la face interne de chaque poignet et respirez aussi souvent que nécessaire.

Fin de journée ludique

Jouez avec nous aux mots mêlés

sport exercice teint sevrage bebe cerveau enceinte fertilite goût détox jeune odorat economie liberte sante joie appetit vitamines energie zen calme sommeil respirer pur foret vie enfants

F	G	O	T	Q	R	E	X	E	R	C	I	C	E	V
F	E	E	J	W	R	E	N	E	R	G	I	E	A	B
E	F	H	N	T	O	U	S	X	L	U	W	D	P	C
R	J	B	E	U	D	D	P	P	O	A	F	T	P	F
T	O	S	N	L	E	Q	O	B	I	Z	J	O	E	E
I	I	O	C	B	V	J	R	R	M	R	E	X	T	W
L	E	M	E	K	I	S	T	I	A	S	E	N	I	C
I	W	M	I	T	E	I	N	T	Q	T	A	R	T	V
T	S	E	N	I	M	A	T	I	V	S	Z	G	D	I
E	G	I	T	P	C	E	R	V	E	A	U	C	E	F
P	F	L	E	A	E	Z	H	E	X	A	F	N	D	Q
S	T	N	A	F	N	E	M	E	G	A	R	V	E	S
E	T	R	E	B	I	L	Q	B	V	C	I	J	E	J
K	Q	Q	A	W	A	Y	E	C	O	N	O	M	I	E
O	O	D	S	C	T	O	B	Y	L	T	E	R	O	F

Mon dîner

- Salade mâche + tomate + oignon + vinaigrette olive/colza
- Jambon + flageolets
- Salade de fruits

Brossage de dents immédiat.

Aérez la maison au moins ¼ d'heure.

Ma soirée

- Préparez votre lunch box pour demain.
- Film, lecture, ou bain – calme.
- Diffusez 6 gouttes d'huile essentielle de lavande officinale pendant 10 minutes dans la chambre juste avant d'aller vous coucher.
- Automassage pied relaxant : asseyez-vous confortablement, posez un pied sur la cuisse opposée. Versez un peu d'huile d'amande douce dans le creux de votre main, puis saisissez votre pied des deux mains. Lissez-le tout le long, en commençant par les orteils et en direction de la cheville. Avec la pulpe du pouce, exercez des pressions circulaires le long de la voûte plantaire et sur le talon. Fermez votre poing et faites-le rouler en appuyant

fermement tout le long de la plante, toujours dans le sens orteils-talon. Prenez un orteil, pétrissez-le, étirez-le lentement. Faites de même avec tous les orteils. Enfin, saisissez votre pied entre vos deux mains et exercez des pressions fortes, en remontant vers le talon. Changez de pied.

Coucher

1 café blanc : versez 1 cuillère à soupe d'eau de fleur d'oranger dans une tasse d'eau bien chaude et savourez.

MARDI

Lever

- Levez-vous du pied droit et buvez un grand verre d'eau.
- Ouvrez les fenêtres en grand pendant au moins ¼ d'heure.

Stimulation points réflexo « no stress »

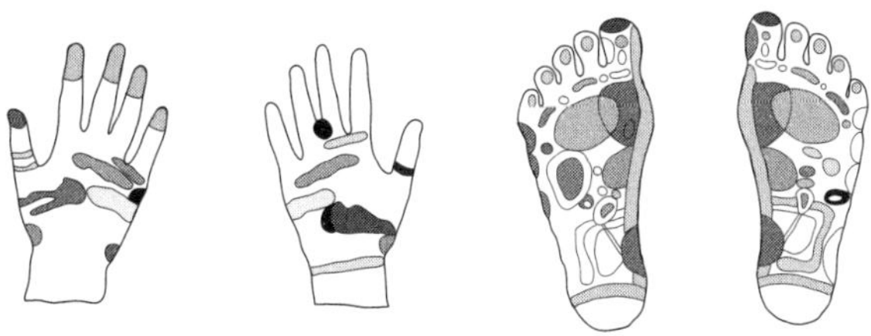

Aides 100 % malin

Mes fleurs de Bach	
Mes granules homéo	

Mon petit déjeuner

- Thé sans sucre ni lait
- ½ pamplemousse
- 3 tranches de pain aux céréales + beurre

Brossage de dents immédiat.

Préparez votre Thermos d'infusion que vous siroterez tout au long de la journée. Au choix : thé à la menthe, gingembre ou verveine nature.

Douche antistress

Ce mélange est un prélude à une journée zen : versez 2 gouttes d'huile essentielle de lavande officinale et 1 goutte d'essence de bergamote dans votre dose de gel douche habituel. Mélangez avec le doigt. Appliquez le tout sur peau humide, massez légèrement, puis rincez. Terminez par un jet d'eau tiède (fraîche c'est mieux, mais un peu violent pour le matin) pour doper votre circulation sanguine, en commençant par les pieds et en remontant vers les épaules. Insistez sur le ventre, les seins et les cuisses. Essuyez-vous en tamponnant la serviette, sans frotter.

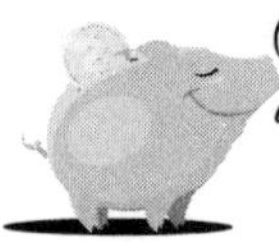

Pensez à la « taxe bonheur » : glissez 3,50 euros (pas de triche : c'est plus cher si vous fumez plus de ½ paquet de cigarettes dans la journée, vous avez compris le principe) dans votre tirelire.

Gym no kilo

Dès que vous pouvez être debout pendant votre travail (coup de téléphone à donner, pause à la machine à café…), profitez-en pour renforcer vos mollets. Rentrez le ventre, étirez la totalité de votre corps et mettez-vous en extension sur la pointe des pieds, pendant une dizaine de secondes.

Ma collation

- 1 fromage blanc à 0 %
- 2 pruneaux

Stimulation points réflexo « stop-tabac »

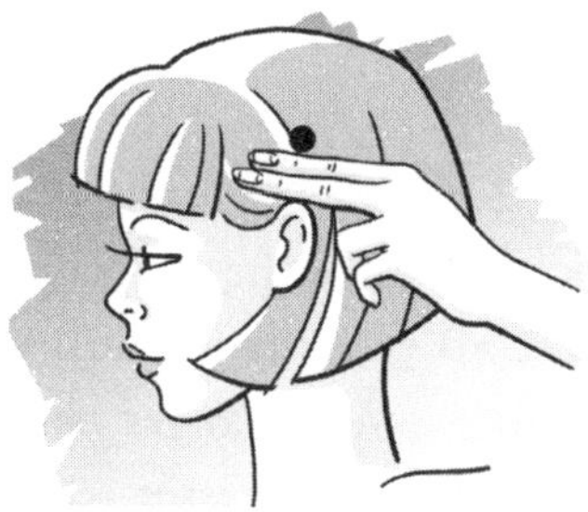

Aides 100 % malin

Mes fleurs de Bach	
Mes granules homéo	

Mon déjeuner

- Salade de haricots rouges + échalote + huile d'olive
- Steak + haricots verts + champignons
- Yaourt nature

Brossage de dents immédiat.

Allez, courage ! Échappez-vous et marchez ½ heure, c'est le moment où la lumière est à son maximum, avec un effet positif sur le mental.

Exercice respiratoire

Debout, les pieds joints, bras le long du corps, inspirez profondément en gonflant le ventre ; rentrez-le sur l'expiration. Bloquez votre souffle trois secondes, puis recommencez le cycle inspiration – expiration – blocage dix fois de suite.

Diffusion

Versez 1 ou 2 gouttes d'huile essentielle de lavande officinale sur la petite plaque de votre diffuseur clé USB. Vous faites ainsi votre petite « bulle d'odeur » sans déranger personne et la lavande vous aidera à déstresser.

Ma collation, si petit creux

- 1 poignée de noix
- 1 thé ou 1 infusion (sans sucre)

Exercice de relaxation

Posez le bout des trois doigts (index, majeur, annulaire) sur le plexus (à l'endroit où les côtes s'écartent au milieu de votre thorax). En exerçant une légère pression, faites de petits cercles dans le sens des aiguilles d'une montre sans bouger le bout des doigts : c'est la peau qui doit bouger légèrement. Observez comment votre respiration ralentit et comment votre corps se détend au niveau du diaphragme, des viscères et des poumons.

Retour à la maison

En voiture : versez 2 gouttes d'huile essentielle de lavande officinale dans votre diffuseur voiture et diffusez pendant votre trajet.

Transports en commun : versez 1 goutte d'huile essentielle de camomille noble sur un mouchoir et respirez aussi souvent que nécessaire.

Jouez avec nous aux rébus

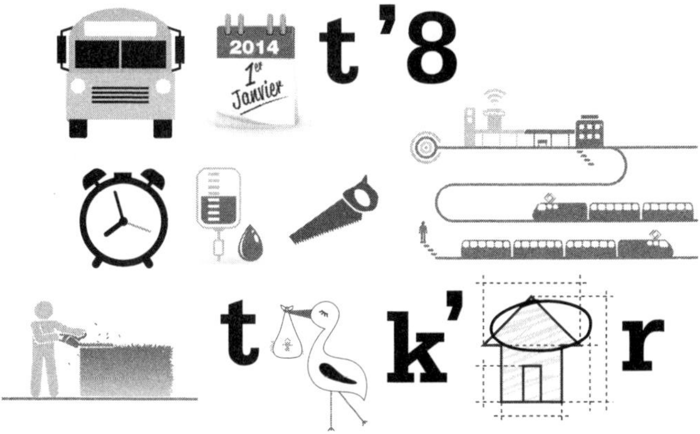

Solution du rébus p. 190

Mon dîner

- Soupe de petits pois à la menthe (recette dans le supplément offert, voir p. 208)
- Purée de carottes au cumin + boulgour
- Panna cotta aux abricots (recette dans le supplément offert, voir p. 208)

Brossage de dents immédiat.

Aérez la maison au moins ¼ d'heure.

Ma soirée

- Préparez votre lunch box pour demain.
- Soirée film, lecture, ou bain – calme.
- Diffusez 6 gouttes d'huile essentielle d'ylang-ylang pendant 10 minutes dans la chambre juste avant d'aller vous coucher.
- Automassage détente : versez un peu d'huile d'amande douce dans le creux de votre main, réchauffez-la en frottant vos mains l'une contre l'autre. Placez une de vos mains juste au-dessous de la base du crâne et formez des petits cercles en exerçant une pression du bout des doigts. Vous pouvez changer de main en cours de route. Ensuite, placez vos mains de chaque côté de la nuque, puis exercez des mouvements de lissage appuyés, les deux

mains en même temps, en partant du milieu de la nuque et en descendant vers les épaules.

◑ Coucher

Avant de filer sous la couette, buvez une tisane de valériane : jetez ½ cuillère à café de valériane dans 25 cl d'eau bouillante. Laissez infuser 10 minutes puis filtrez.

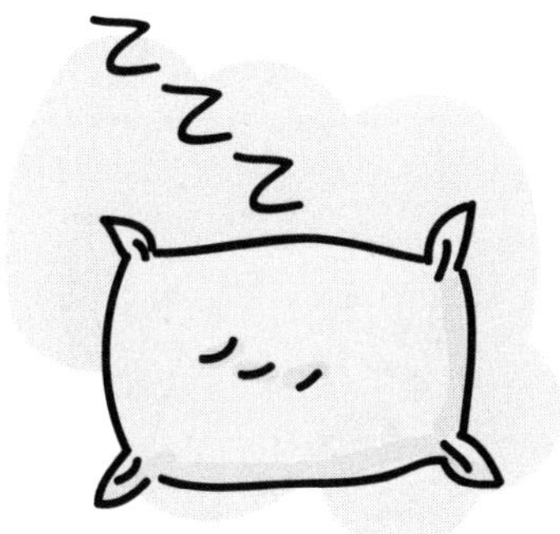

MERCREDI

Déjà mercredi ? Vous commencez à apprécier votre nouveau rythme. Si ce n'est pas le cas, courage, vous êtes sur la bonne voie.

Lever

- Buvez un grand verre d'eau.
- Ouvrez toutes les fenêtres de la maison au moins 15 minutes et profitez-en pour faire un des exercices respiratoires dans la brise.

Stimulation points réflexo « no stress »

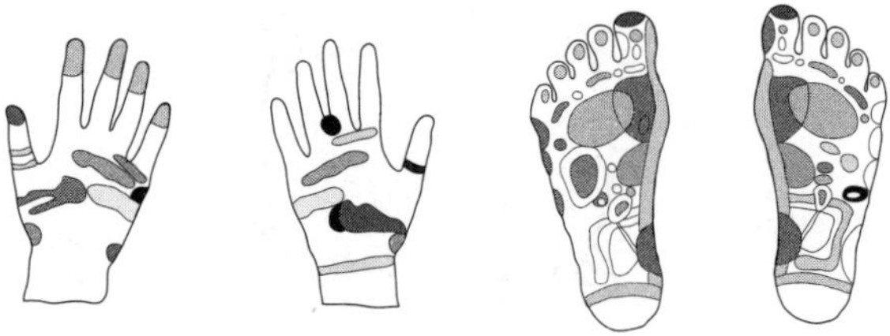

Aides 100 % malin

Mes fleurs de Bach	
Mes granules homéo	

Mon petit déjeuner

- Thé sans sucre ni lait
- ½ pamplemousse pressé (reste d'hier)
- 1 assiette de flocons d'avoine + cannelle

Brossage de dents immédiat.

Préparez votre Thermos d'infusion que vous siroterez tout au long de la journée. Au choix : thé à la menthe, gingembre ou verveine nature.

Douche supertonique

Versez 2 gouttes d'huile essentielle de romarin dans votre dose de gel douche habituel. Appliquez le tout sur peau humide, massez légèrement, puis rincez.

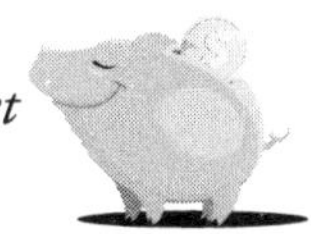

Opération tirelire : versez-y votre budget cigarettes quotidien (oui, c'est un peu contraignant de prévoir de la monnaie ; mais rappelez-vous, avant, c'était la buraliste qui grognait parce que vous n'en aviez pas, alors que là, ça retourne dans votre poche !).

Gym au bureau

Assis sur votre siège, le buste droit, levez vos bras au-dessus de la tête, les mains croisées, paumes vers le plafond. Inspirez et expirez en poussant sur les paumes (comme si vous touchiez le plafond) environ 5 secondes. Puis, penchez-vous sur le côté droit pendant 5 secondes et relâchez. Gardez le bassin immobile, seul le buste doit bouger. Faites la même chose de l'autre côté. Répétez cette série de mouvements une dizaine de fois.

Ma collation

- 1 tranche de jambon
- 5 amandes

Stimulation points réflexo « stop-tabac »

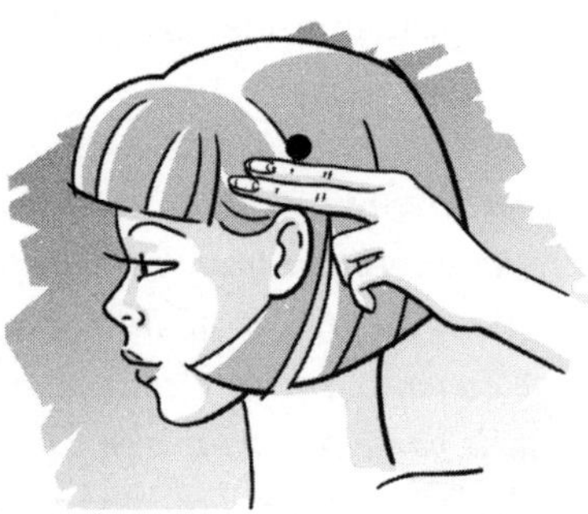

Aides 100 % malin

Mes fleurs de Bach	
Mes granules homéo	

Mon déjeuner

- Salade tomates + crevettes
- Cabillaud + lentilles
- Flan aux pruneaux

Brossage de dents immédiat.

Faites une petite balade digestive d'au moins ½ heure.

Exercice respiratoire

Debout, les pieds joints, bras le long du corps, montez sur la pointe des pieds en inspirant profondément ; puis reposez les pieds à plat sur l'expiration. Bloquez votre souffle trois secondes, puis recommencez la série dix fois de suite.

Diffusion

Versez 1 ou 2 gouttes d'essence de citron sur la petite plaque de votre diffuseur clé USB. Le citron vous redonnera un petit coup de fouet.

Ma collation, si petit creux

- 1 pomme

Exercice de relaxation

Les yeux fermés, tendez au maximum tous vos muscles (bras, ventre, jambes et pieds) et comptez jusqu'à vingt. Relâchez ensuite d'un seul coup tous vos muscles. Concentrez-vous sur la réaction de votre corps. Puis ouvrez lentement les yeux.

Retour à la maison

En voiture : versez 2 gouttes d'huile essentielle de lavande officinale dans votre diffuseur voiture et diffusez pendant votre trajet.

Transports en commun : versez 1 goutte d'huile essentielle de giroflier sur la face interne de chaque poignet et respirez aussi souvent que nécessaire. Tonifiant et stimulant, le giroflier donne un coup de fouet et peut être un choix judicieux pour remplacer le côté stimulant de la nicotine.

Jouez avec nous au labyrinthe

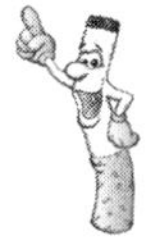

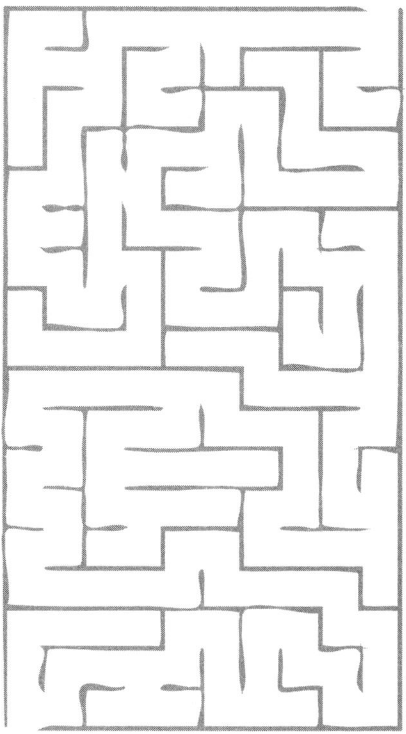

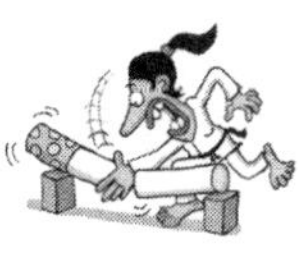

Solution du labyrinthe p. 190

Mon dîner

- Wok de légumes (tomate, aubergine, courgette, oignon, ail, huile d'olive, curcuma)
- Moules à l'estragon (recette dans le supplément offert, voir p. 208)
- 3 clémentines

Brossage de dents immédiat.

Aérez la maison au moins ¼ d'heure.

Ma soirée

- Préparez votre lunch box pour demain.
- Soirée film, lecture, ou bain – calme.
- Diffusez 6 gouttes d'huile essentielle d'ylang-ylang pendant 10 minutes dans la chambre juste avant d'aller vous coucher.

Coucher

- 1 tisane de camomille : jetez 2 têtes de camomille dans 25 cl d'eau bouillante. Laissez infuser 10 minutes puis filtrez. Buvez tranquillement et au lit !

JEUDI

Lever

- Buvez un grand verre d'eau.
- Ouvrez les fenêtres en grand pendant au moins ¼ d'heure.

Stimulation points réflexo « no stress »

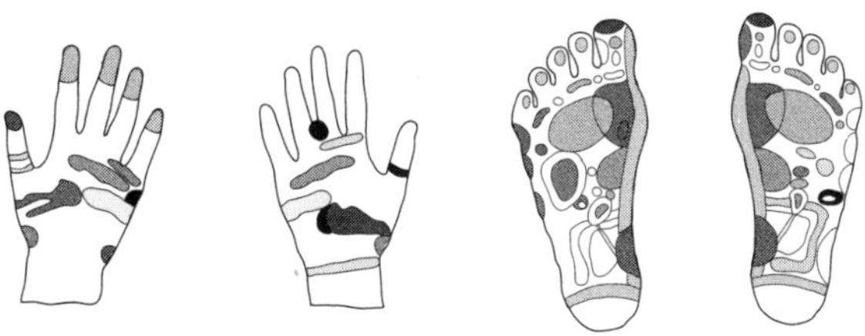

Aides 100 % malin

Mes fleurs de Bach	
Mes granules homéo	

Mon petit déjeuner

- Thé sans sucre ni lait
- 1 orange
- 3 tranches de pain aux céréales + fromage

Brossage de dents immédiat.

Préparez votre Thermos d'infusion que vous siroterez tout au long de la journée. Au choix : thé à la menthe, gingembre ou verveine nature.

Douche enthousiasme

Versez 2 gouttes d'essence de bergamote dans votre dose de gel douche habituel. Mélangez avec le doigt. Appliquez le tout sur peau humide, massez légèrement, puis rincez.

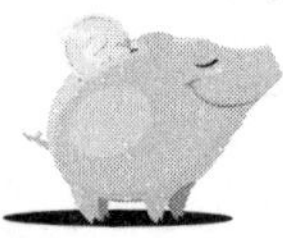

Oh, oh… on dirait que ça commence à vous amuser de « recycler » votre budget cigarettes ! Vous glissez vos 3,50 euros (7, 14… selon votre consommation quotidienne) dans la tirelire, avec le sourire satisfait de celui qui vient de faire une bonne affaire.

Gym au bureau

Assis sur votre siège, avec les mains de chaque côté de la chaise, épaules et dos bien droits. Relevez les deux jambes de 5 centimètres. Tenez pendant 10 secondes en contractant vos abdominaux puis relâchez. Répétez cet exercice une dizaine de fois.

Ma collation

- 1 yaourt nature
- 5 amandes

Stimulation points réflexo « stop-tabac »

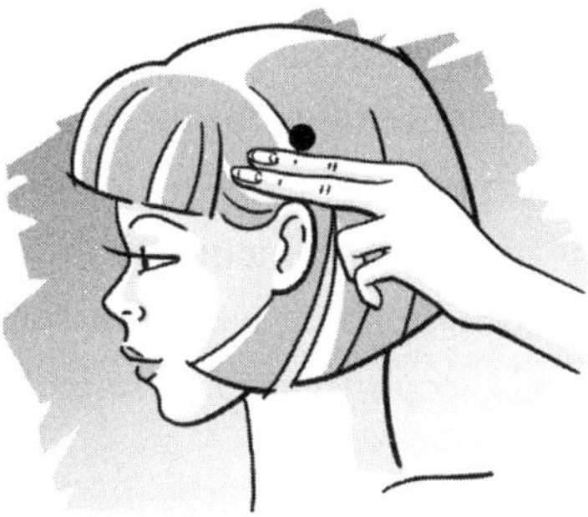

Aides 100 % malin

Mes fleurs de Bach	
Mes granules homéo	

Mon déjeuner

- Carottes râpées + citron + persil + graines
- Jambon + spaghettis tapenade roquette (recette dans le supplément offert, voir p. 208)
- 1 pêche ou 1 pomme

Brossage de dents immédiat.

Faites une petite balade digestive d'au moins ½ heure à un rythme soutenu.

Exercice respiratoire

Debout, les pieds joints, bras le long du corps, inspirez profondément en gonflant le ventre tout en levant les bras tendus devant vous au-dessus de la tête. Expirez en rentrant le ventre et en descendant tout doucement les bras jusqu'à la position initiale. Bloquez votre souffle trois secondes, puis recommencez la série dix fois de suite.

Diffusion

Versez 1 ou 2 gouttes d'huile essentielle sur la petite plaque de votre diffuseur clé USB : menthe poivrée pour mieux vous concentrer ou lavande officinale pour déstresser.

Ma collation, si petit creux

1 verre de lait de soja + cacao

Si vous n'aimez pas le lait de soja, rabattez-vous sur du lait d'amande, de riz, de châtaigne ou de vache demi-écrémé.

Exercice de relaxation

Debout, le dos droit, levez votre bras gauche le plus haut possible et tenez dix secondes puis laissez-le retomber. Répétez l'exercice avec votre bras droit. Puis tirez les deux bras vers le ciel avant de les laisser retomber. Recommencez l'exercice cinq fois.

Retour à la maison

En voiture : versez 2 gouttes d'essence d'orange douce dans votre diffuseur voiture et diffusez pendant votre trajet.

Transports en commun : versez 1 goutte d'huile essentielle de camomille romaine sur la face interne de chaque poignet et respirez aussi souvent que nécessaire.

Jouez avec nous aux points à relier

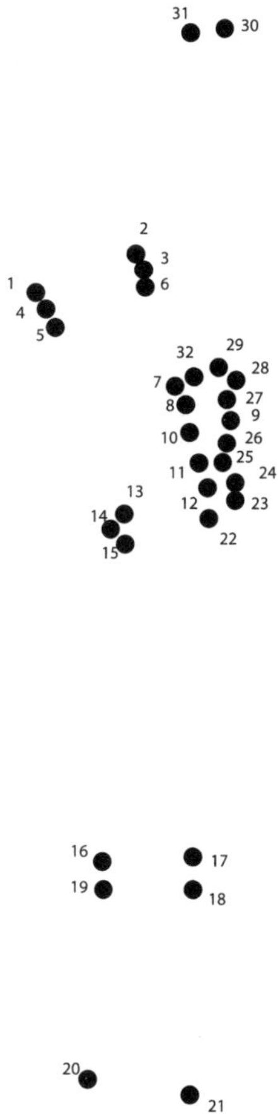

Solution du jeu p. 191

Mon dîner

- Soupe poireaux pomme de terre (recette dans le supplément offert, voir p. 208)
- Poulet rôti + salade verte
- ½ mangue

Brossage de dents immédiat.

Aérez la maison au moins ¼ d'heure.

Ma soirée

- Préparez votre lunch box pour demain.
- Soirée film, lecture, ou bain – calme.
- Diffusez 6 gouttes d'huile essentielle de lavande officinale pendant 10 minutes dans la chambre juste avant d'aller vous coucher.
- Automassage circulatoire : versez un peu d'huile de calophylle dans le creux de votre main et réchauffez-la en frottant vos mains l'une contre l'autre. Asseyez-vous, posez un pied sur la cuisse opposée et massez-vous la plante depuis les orteils en allant vers le talon pendant une bonne minute. Allongez la jambe, posez votre pied sur une chaise et poursuivez le massage en remontant vers la cuisse : placez vos mains de part et d'autre de la jambe et remontez doucement, de façon fluide et régulière, sans jamais masser vers les

pieds. Votre poing fermé, donnez des coups légers sur l'extérieur de la cuisse. Rassemblez vos mains et avec la pulpe des doigts, massez en formant des cercles autour des genoux. Des deux mains, malaxez votre mollet, puis terminez cette jambe avec des massages-lissages depuis le pied jusqu'au haut de la cuisse. Changez de jambe.

◑ Coucher

1 café blanc : versez 1 cuillère à soupe d'eau de fleur d'oranger dans une tasse d'eau bien chaude, buvez tranquillement et filez sous la couette.

VENDREDI

Félicitations, vous êtes encore avec nous ! Vous jouez le jeu et votre corps vous remerciera. Tenez bon, ce serait vraiment trop bête de lâcher maintenant, votre programme prévoit une ratatouille ce midi : du soleil dans l'assiette, ça réchauffe l'humeur.

- Levez-vous du pied droit et buvez un grand verre d'eau.
- Ouvrez les fenêtres en grand pendant au moins ¼ d'heure.

Stimulation points réflexo « no stress »

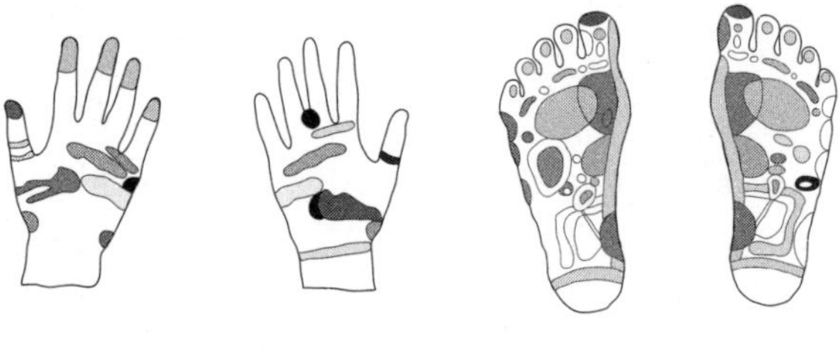

Aides 100 % malin

Mes fleurs de Bach	
Mes granules homéo	

Mon petit déjeuner

- Thé sans sucre ni lait
- 2 kiwis
- 1 bol de muesli

Brossage de dents immédiat.

Préparez votre Thermos d'infusion que vous siroterez tout au long de la journée. Au choix : thé à la menthe, gingembre ou verveine nature.

Douche minceur

Versez 1 goutte d'essence de pamplemousse et 1 goutte d'huile essentielle de cèdre dans votre dose de gel douche habituel. Mélangez avec le doigt. Appliquez le tout sur peau humide, massez légèrement en appuyant un peu plus fort des chevilles aux genoux pour une petite stimulation circulatoire spéciale anticellulite et jambes légères. Remontez toujours du bas du corps vers le cœur. Rincez-vous abondamment et terminez par un jet frais sur les pieds et les mollets.

La tirelire ! La tirelire ! Ajoutez les 3,50 euros que représente le ½ paquet de cigarettes auquel vous allez échapper aujourd'hui.

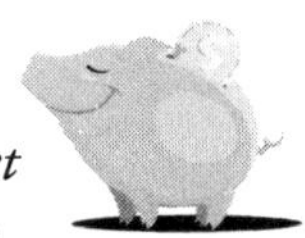

Gym au bureau

Assis, gardez le dos bien droit. Serrez fort les fesses l'une après l'autre durant 5 à 10 secondes, puis relâchez. Tâchez de conserver un air sérieux, de faire ça « mine de rien » pour éviter que vos collègues ne vous trouvent bizarre !

Ma collation

- 1 fromage blanc à 0 %
- 2 figues sèches

Stimulation points réflexo « stop-tabac »

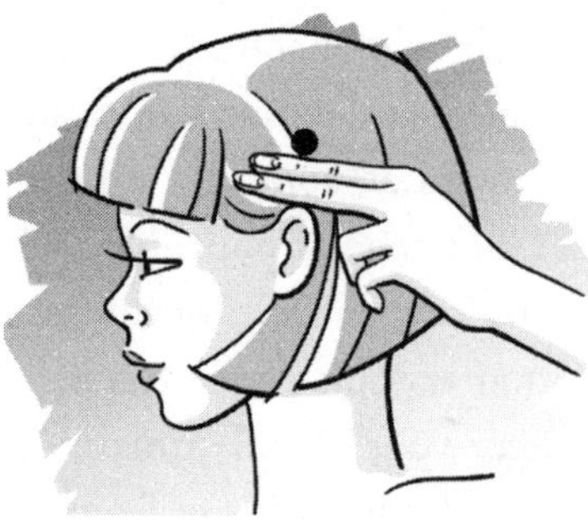

Aides 100 % malin

Mes fleurs de Bach	
Mes granules homéo	

Mon déjeuner

- Salade de maïs aux filets de maquereaux (1 boîte de chaque)
- Ratatouille + riz basmati
- Fromage blanc au coulis de fruits rouges

Brossage de dents immédiat.

Faites une petite balade digestive d'au moins ½ heure.

Exercice respiratoire

Placez-vous dans l'encadrement d'une porte, et saisissez les bords latéraux en dessous du niveau des épaules. Penchez le buste lentement vers l'avant, le dos bien droit jusqu'à ce que vos bras soient tendus. Tenez la position 1 minute. Inspirez lentement, et expirez en ouvrant largement vos épaules.

Diffusion

Versez 2 gouttes d'essence de mandarine sur la petite plaque de votre diffuseur clé USB pour une diffusion détente.

Ma collation, si petit creux

- 5 noix
- 1 petite poignée de raisins secs
- 1 citronnade (1⁄3 de jus de citron pour 2⁄3 d'eau)

Exercice de relaxation

Debout les bras ballants, faites de petits sauts sur place pendant 3 minutes, les pieds quittant à peine le sol.

Retour à la maison

En voiture : versez 2 gouttes d'essence de mandarine dans votre diffuseur voiture et diffusez pendant votre trajet.

Transports en commun : versez 2 gouttes d'essence de mandarine sur un mouchoir et respirez aussi souvent que nécessaire.

JOUEZ AVEC NOUS AU JEU DES 7 ERREURS

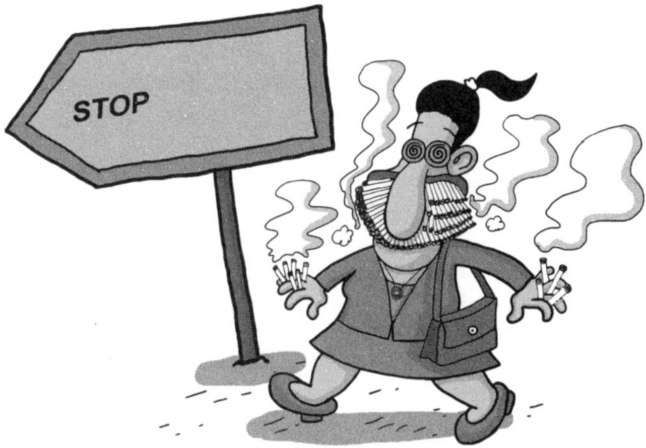

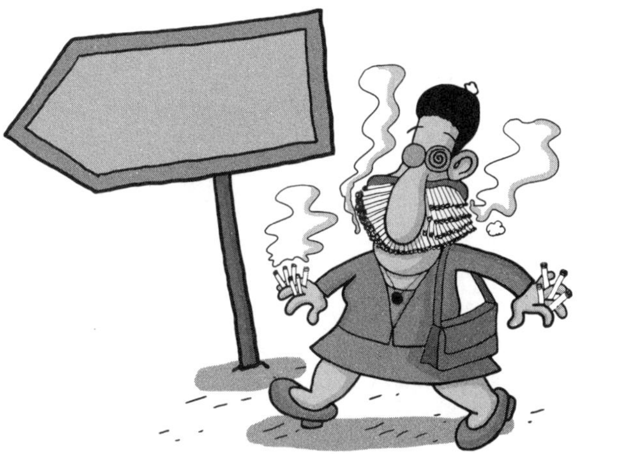

Solution du jeu p. 191

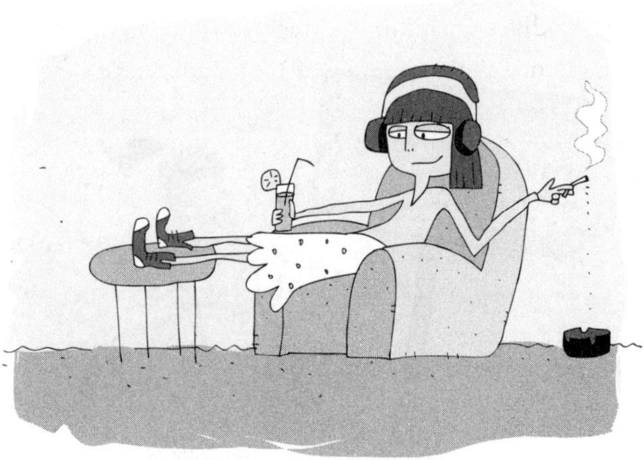

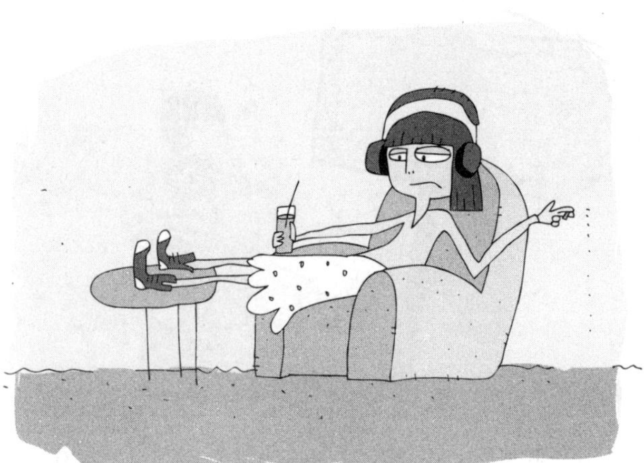

Solution du jeu p. 192

Mon dîner

- Endives au jambon (recette dans le supplément offert, voir p. 208) + salade verte
- Glace vanille ou sorbet framboise

Brossage de dents immédiat.

Aérez la maison au moins ¼ d'heure.

Ma soirée

- Soirée film, lecture, ou bain – calme.
- Bain à la lavande : diluez 20 gouttes d'huile essentielle de lavande officinale dans 1 bouchon de base pour bain. Versez dans l'eau de la baignoire (38-39 °C) et plongez-y pendant 20 minutes. Ne vous rincez pas.
- Automassage main détente : versez un peu d'huile d'amande douce dans le creux de votre main, réchauffez-la en frottant vos mains l'une contre l'autre. Avec votre pouce, massez l'intérieur de l'autre main en partant du creux vers la paume ; le massage doit être assez appuyé. Saisissez maintenant votre poignet et massez le dos de la main en direction du bout des doigts. Pour finir, massez les doigts l'un après l'autre de l'extrémité des doigts vers le poignet.

Coucher

1 tisane de valériane : jetez 1 cuillère à café de racines de valériane dans 25 cl d'eau bouillante. Laissez infuser 10 minutes puis filtrez. Buvez tranquillement avant de vous coucher.

Faites le bilan

7 jours ! Vous avez cessé de fumer depuis 7 jours, contre vents et fumées : félicitations. Que vous ayez suivi notre programme à la lettre, ou que vous ayez pioché par-ci par-là des gestes malins, le résultat est bien là : vous savez vous débarrasser du poison ! Votre belle motivation en poche et notre mode d'emploi à portée de main, vous avez les clés pour attaquer une deuxième semaine de sevrage sereinement.

Faites vos comptes

C'est l'heure de vider la tirelire de la semaine. Juste ou injuste, les gros fumeurs seront les mieux récompensés ! Mais les plus malins, ceux qui gagneront sur tous les tableaux, ce sont les tout nouveaux non-fumeurs qui ne reprendront pas la cigarette ET continueront à mettre de côté l'argent économisé. Le nerf de la guerre, ça motive…

- 10 euros = 1 titre de Stromae (ou 1 compilation des meilleurs morceaux de soul, 1 DVD des contes d'Hoffmann, tout Henri Dès en live à l'Olympia…)
- 20 euros =1 séance de relaxation en institut
- 35 euros = 1 détartrage-polissage (avec Sécu)
- 50 euros = 1 saut à l'élastique (ou 1 jean Ralph Lauren sur Internet, 1 trottinette…)
- 60 euros = 1 heure de soins de beauté
- 70 euros = 1 katana tetsu (sabre japonais)
- 80 euros = 1 cours de strip-tease (2 h 30)
- 100 euros = 1 journée en thalasso
- 175 euros = 1 000 nounours à la guimauve (ou 1 paire d'escarpins Louboutin d'occasion, 1 casque audio Bluetooth…)

Je ne dépense rien car je vise…

- 1 vélo électrique
- 1 stage d'aromathérapie de 168 heures à distance
- 1 paire d'escarpins Louboutin neufs
- 1 semaine en Islande
- 1 diadème
- 1 voyage de 15 jours au Pôle Nord à bord d'un brise-glace
- 1 mariage avec un(e) non-fumeur(se)

CHAPITRE 7

Ne pas rechuter

« Ça fait combien de temps que tu as arrêté ? » Les bienfaits théoriques et lointains, du type « arrêter de fumer réduit le risque de cancer ou d'infarctus, ou de ride, etc. » c'est bien gentil, mais pas très concret, là tout de suite. Alors que si l'on regarde froidement et lucidement ce qui se passe réellement dans son corps lorsqu'on arrête de fumer, ça ne donne vraiment pas envie d'allumer la prochaine !

Vous avez arrêté depuis 6 à 8 heures : vos cellules reçoivent davantage d'oxygène

L'explication. À chaque fois qu'on fume, on introduit dans son corps du monoxyde de carbone, un gaz potentiellement mortel puisqu'il empêche les cellules d'être livrées en oxygène, leur tout premier « aliment ». Au fil des heures, ce gaz s'échappe de notre organisme et les cellules sont à nouveau correctement livrées en oxygène : le cerveau fonctionne mieux, les cellules musculaires se contractent plus facilement, les organes digestifs peuvent enfin faire pleinement leur travail, la peau se renouvelle mieux, etc. Et le cœur est soulagé car pour acheminer davantage d'oxygène après une cigarette fumée, il devait pomper plus dur et plus fort le sang. Après 6 heures, enfin, il n'est plus obligé de travailler comme un forçat.

Fêter ça, c'est malin ! Plus d'oxygène, c'est plus d'énergie et une meilleure mine. Allez faire un tour, à pied ou à vélo pour accentuer encore le côté « mon corps est sain, ma peau est belle » !

Vous avez arrêté depuis 1 mois et demi : vous respirez mieux, vous ne toussez plus

L'explication. À chaque fois qu'on fume, on tartine ses poumons de goudron (espèce de « glu », comme quand les ouvriers refont la route) et de tout un tas de produits agressifs qui provoquent :

1. **des sécrétions pulmonaires pour se défendre ;** d'où la toux grasse, encombrée dès le réveil + les défenses immunitaires locales engluées et qui n'interceptent plus les microbes (donc les troubles ORL à répétition) + l'impossibilité pour les poumons de se remplir complètement d'air ;
2. **une inflammation** ; d'où l'impression d'oppression + l'irritation locale + la trachée sensible + les bronches douloureuses + l'état permanent inflammatoire qui fatigue l'organisme, mobilise en permanence les défenses du corps et prédispose au cancer des poumons.

Fêter ça, c'est malin ! Si ce n'est déjà fait, mettez-vous au sport. Un vrai, qui réclame une belle intégrité pulmonaire, par exemple le jogging, le foot, tout sport d'équipe nécessitant de courir... Vous serez moins tenté de recommencer à fumer, car il vous faudrait alors renoncer aux entraînements et lâcher l'équipe.

Vous avez arrêté depuis 3 mois : le grand retour du désir et les performances sexuelles

L'explication. C'est connu, les « vrais » fumeurs ont souvent plus de petits problèmes sexuels que les autres. Ils ont moins d'énergie puisque moins d'oxygène. Sans parler des « détails » adjacents comme un moins bon odorat ; or, de subtiles phéromones et parfums intimes cimentent le désir et le plaisir. Ensuite, plus concrètement, leurs petites artères livrant le sang aux organes génitaux sont en moins bon état, d'où des défaillances de livraison. Et donc d'érection (pour les messieurs) et de lubrification (pour les dames). Mais ce sont surtout les hommes qui pâtissent de la situation, parce que, à force, c'est leur niveau de testostérone qui en prend un coup, et là les choses se compliquent sérieusement. Le diagnostic passe alors de « dysfonction érectile », déjà peu glorieux (surtout à 30/35 ans !) à carrément... impuissant. Sombre perspective, mais inéluctable à terme.

Fêter ça, c'est malin ! Vous avez déjà fait l'amour ce matin et il est midi ? Recommencez !

Vous avez arrêté depuis 6 mois : faisons un petit bilan financier...

L'explication. Même si vous êtes nul en maths, vous savez que le paquet à 6,50 euros (au moins), ce n'est pas rien. À part ça, « les fruits et légumes c'est cher », « le bio c'est cher ». En admettant que vous vous « contentiez » d'un paquet par jour, cela nous fait donc déjà 1 170 euros économisés.

Fêter ça, c'est malin ! Quelques cigarettes en moins, c'est déjà une belle économie. Quelques paquets en moins, c'est le prix d'un vêtement sympa sur lequel on craque mais que l'on hésite parfois à s'offrir « parce qu'on en a déjà des tas presque pareils » : ne pinaillez pas, prenez-le.

Vous avez arrêté depuis 9 mois : vous retrouvez un cœur de jeune homme/de jeune fille (ou presque)

L'explication. Comme vous n'agressez plus votre cœur plusieurs fois par jour, chaque jour, et que par ailleurs vous prenez davantage soin de vous, par exemple en pratiquant une activité physique plus régulière ou en consommant davantage de fruits et légumes, votre risque cardiaque est divisé au moins par deux par rapport à celui d'un fumeur régulier.

Fêter ça, c'est malin ! Puisque votre cœur retrouve la forme, vous pourriez bien retomber amoureux. Mais certes, ce n'est pas sur commande... Donc, pour être sûr de fêter cet événement comme il se doit, offrez-vous une journée dans un Spa ou une thalasso, avec massage et soins en mode « chouchoutage ». Vous y avez droit, votre cœur aussi. Ce type de journée « off » est très apprécié par le système cardio-vasculaire. En plus, avec tout ce que vous avez économisé depuis 9 mois (1 755 euros), vous avez largement les moyens. Allez-y avec votre fille, votre fils, votre conjoint, votre meilleur ami... ou seul !

Vous avez arrêté depuis 1 an : vous êtes un homme/une femme libre !

L'explication. Fumer, c'est être esclave de la cigarette. Arrêter de fumer, c'est s'en libérer !

Fêter ça, c'est malin ! 1 an c'est un bel anniversaire ! Encore fragile mais quand même, si cela fait 1 an que vous n'avez pas touché 1 cigarette, c'est franchement très bon signe. D'ailleurs, très probablement, vous y pensez à peine, à cette ancienne vie de fumeur. Cela vous paraît loin, très loin. Pour fêter ça, et si vous alliez encore plus loin ? Prenez un train ou un avion et allez passer 1 week-end à Rome, 1 semaine en Égypte, 1 quinzaine à Acapulco. Toutes les personnes libres font ça, en tout cas ne font pas qu'en rêver ! Et là encore, vous avez sacrément les moyens de vous offrir cette escapade/ce voyage de votre vie, avec vos 2 370 euros en poche !

Vous avez arrêté depuis 10/15 ans : vos poumons vous disent merci

L'explication. Il faut 10 voire 15 ans de non-tabagisme total (c'est-à-dire zéro cigarette) pour que votre risque de cancer du poumon diminue enfin jusqu'à rejoindre celui d'un non-fumeur

Fêter ça, c'est malin ! Faites plaisir à vos poumons. Vous les avez enfumés pendant des années, offrez-leur une semaine à la montagne, en hiver ou en été, comme vous voulez. Il n'y a pas plus pur !

Les slogans des paquets de cigarettes

Fumer tue.

Fumer nuit gravement à la santé.

Fumer peut nuire aux spermatozoïdes et réduit la fertilité.

Votre cigarette, ce sont aussi les autres qui la fument.

Aujourd'hui, c'est peut-être le bon jour pour arrêter de fumer.

La vie sans tabac, vous commencez quand ?

Fumer c'est pas ma nature.

Moi je tabastoppe.

Une cigarette en moins, un peu de vie en plus.

Une cigarette écrasée c'est un peu de liberté gagnée.

Ne fumez pas, n'enfumez plus (ça ne vous dérange pas si je ne fume pas ?).

Sans tabac, prenons la vie à pleins poumons.

Annexes

Mon journal mensuel « J'arrête de fumer »

J-30 : dans 30 jours précisément, vous aurez définitivement arrêté de fumer. Notez scrupuleusement sur ces petits tableaux :

- Les circonstances qui vous ont poussé à en « allumer une » malgré tout.
- Les ruses que vous avez imaginées (et piochées dans ce livre) pour ne pas retomber dans le piège demain ou la semaine prochaine.
- Les nouvelles habitudes mises en place pour éviter les situations « à risque » pour vous (terrasse d'un café par exemple).
- Et tout ce qui vous passe par la tête pour vous défouler !

Semaine 1

	Matin	Après-midi	Soirée	Commentaires
Semaine 1 (remarques générales)				
Lundi				
Mardi				
Mercredi				
Jeudi				
Vendredi				
Samedi				
Dimanche				

Semaine 2

	Matin	Après-midi	Soirée	Commentaires
Semaine 2 (remarques générales)				
Lundi				
Mardi				
Mercredi				
Jeudi				
Vendredi				
Samedi				
Dimanche				

Semaine 3

	Matin	Après-midi	Soirée	Commentaires
Semaine 3 (remarques générales)				
Lundi				
Mardi				
Mercredi				
Jeudi				
Vendredi				
Samedi				
Dimanche				

Semaine 4

	Matin	Après-midi	Soirée	Commentaires
Semaine 4 (remarques générales)				
Lundi				
Mardi				
Mercredi				
Jeudi				
Vendredi				
Samedi				
Dimanche				

Solutions des jeux

Rébus de la p. 135 :

Je n'ai pas fumé depuis un jour
Jeune, haie, pas, fût, mais, deux, puits, un, jour

Rébus de la p. 149 :

48 heures sans fumer, victoire !
Car, an, t'huit, heure, sang, scie, gare, haie, t, vie, k', toit, r

Le labyrinthe de la p. 157 :

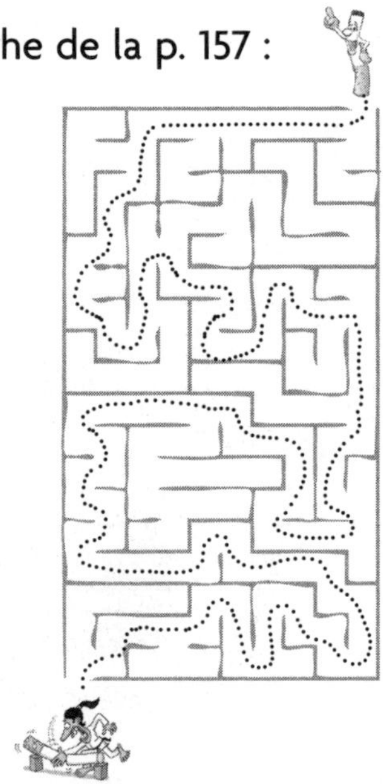

Points à relier de la p. 163 :

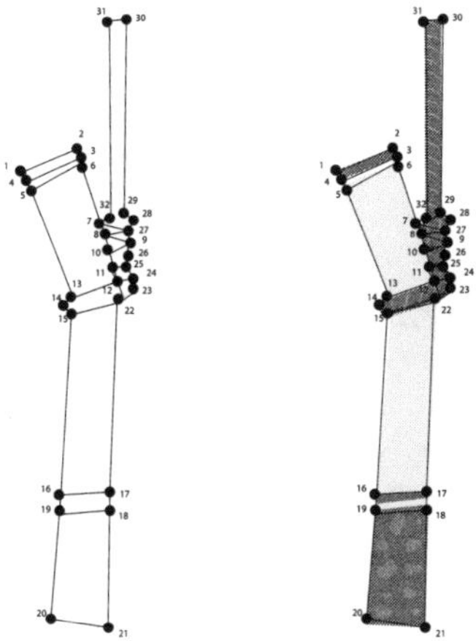

Jeu des 7 erreurs de la p. 171 :

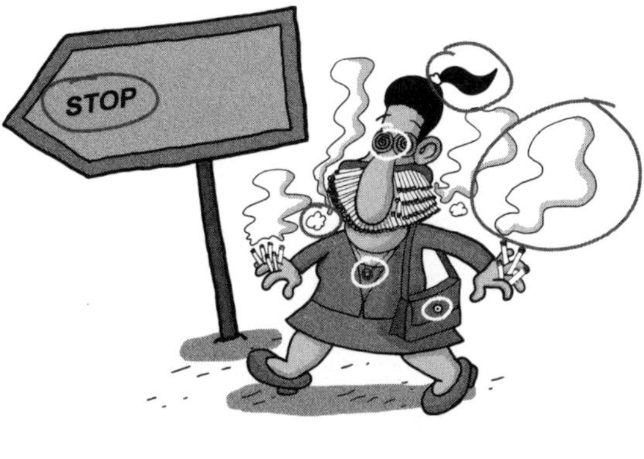

Jeu des 7 erreurs de la p. 172 :

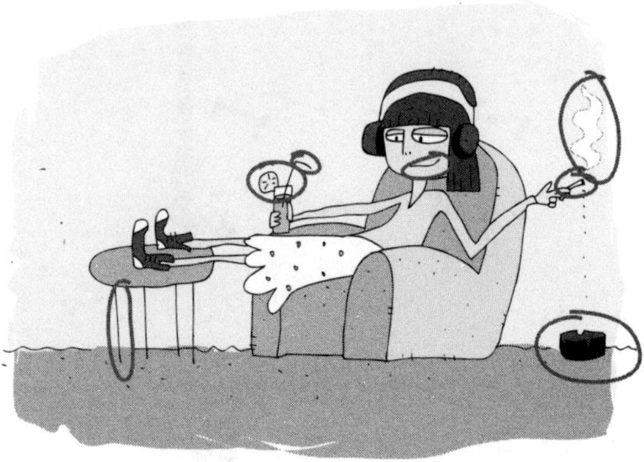

Table des matières

Ma bible des huiles essentielles

Danièle Festy

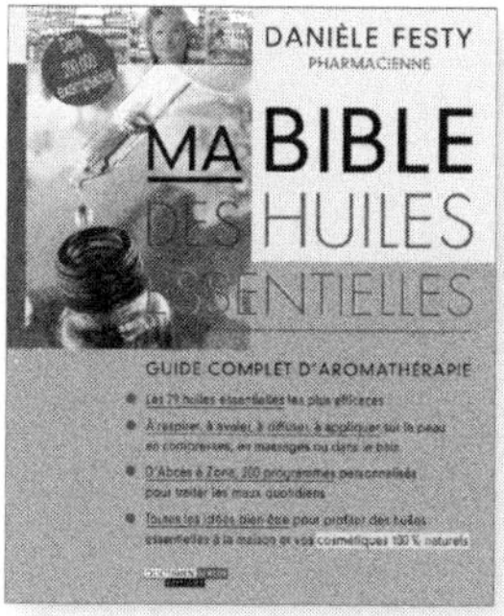

Découvrez le fabuleux potentiel des huiles essentielles pour votre santé, votre beauté, votre bien-être, pour une maison plus saine et plus agréable, et une cuisine plus digeste et plus parfumée !

Format : 19 x 23 cm

552 pages

ISBN : 978-2-84899-242-6

Prix : 23 euros

Ma bible de l'homéopathie

Albert-Claude Quemoun

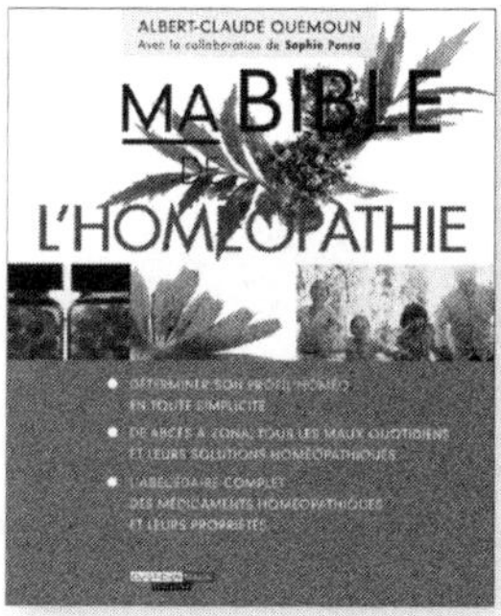

L'homéopathie est la seule médecine à la fois efficace, naturelle et applicable à tous, sans aucun risque d'effet secondaire. Elle traite les maladies aiguës (grippe, mal de tête, eczéma...) comme les troubles chroniques (colite, asthme, insomnie, déséquilibres métaboliques), et elle aide à mieux supporter les traitements allopathiques (chimiothérapie, vaccins), le stress.

Format : 19 x 23 cm

696 pages

ISBN : 978-2-84899-605-9

Prix : 23 euros

Les plantes qui guérissent

Sophie Lacoste

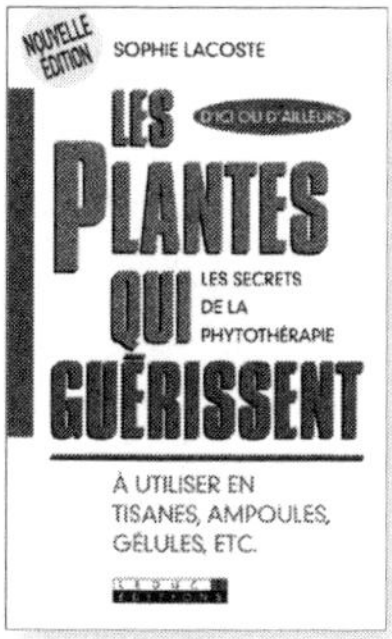

Les plantes, longtemps employées par tradition populaire, sont aujourd'hui reconnues par la science pour leurs propriétés thérapeutiques. Et si la majorité des médicaments actuels sont d'origine végétale ou sont fabriqués à partir de leurs modèles, mieux vaut préférer la formule originale et naturelle à la copie chimique.

Format : 11 x 17,8 cm

416 pages

ISBN : 978-2-84899-262-4

Prix : 8,50 euros

Vous voudriez recevoir notre catalogue par la Poste ? On vous l'enverra avec grand plaisir. Il vous suffit de photocopier, recopier ou découper ce formulaire et nous le retourner complété à :

Éditions Leduc.s, 17 rue du Regard, 75006 Paris

NOM : ....

PRÉNOM : ....

ADRESSE : ....

....

CODE POSTAL : ....

VILLE : .... PAYS : ....

Si vous souhaitez être tenu au courant de nos publications et de l'actualité de nos auteurs, et/ou recevoir notre catalogue au format PDF, complétez les champs ci-dessous :

E-MAIL : .... @ ....

Nous souhaiterions mieux vous connaître :

Quelle est votre ANNÉE DE NAISSANCE : ....

et votre PROFESSION : ....

Magasin dans lequel vous avez acheté *Arrêter de fumer, c'est malin* :

....

Nous sommes à votre écoute : faites-nous part de toutes vos suggestions et votre avis sur le livre que vous venez de lire :

....

....

....

....

À .... LE ....

MERCI ET À BIENTÔT !

Vous pouvez aussi répondre au formulaire disponible sur Internet : **www.editionsleduc.com** ou prendre contact avec notre service client à **info@editionsleduc.com**.

UN SUPPLÉMENT INÉDIT OFFERT !

Vous avez aimé les conseils et les bonnes idées de ce livre ? Alors demandez vite votre supplément gratuit en vous rendant sur la page :

www.quotidienmalin.com/arreter-fumer

ou scannez ce code

et recevez 10 recettes « stop-tabac » garanties sans kilo en plus ! Grâce à elles, les saveurs s'invitent à nouveau dans votre palais tout en vous aidant à tenir le cap, le tout sans prendre un gramme !

Achevé d'imprimer en Espagne
par Black Print CPI Ibérica S.L.
Sant Andreu de la Barca (08740)
Dépôt légal : mars 2014